王槐三

临床经验辑要

范仁忠　主编

學苑出版社

图书在版编目（CIP）数据

王槐三临床经验辑要/范仁忠主编．—北京：学苑出版社，2019.9

ISBN 978-7-5077-5780-4

Ⅰ.①王… Ⅱ.①范… Ⅲ.①中医临床-经验-中国-现代
Ⅳ.①R249.9

中国版本图书馆CIP数据核字（2019）第164904号

责任编辑：黄小龙
出版发行：学苑出版社
社　　址：北京市丰台区南方庄2号院1号楼
邮政编码：100079
网　　址：www.book001.com
电子邮箱：xueyuanpress@163.com
销售电话：010-67601101（销售部）、010-67603091（总编室）
印 刷 厂：北京通州皇家印刷厂
开本尺寸：880mm×1230mm　1/32开
印　　张：7.5
字　　数：175千字
版　　次：2019年9月第1版
印　　次：2019年9月第1次印刷
定　　价：48.00元

编 委 会

融古贯今 探赜索隐

德厚技精 后学楷模

为范红忠教授新著

《王樾三临床经验辑要》

出版题

彭代银

二〇一九年[illegible]于星湖[illegible]

安徽中医药大学校长、博士生导师彭代银教授为本书题词

博極醫源，闡發幽微，
灼見粲然，啟迪後學。

為范仁忠教授新著
《王槐三臨床經驗精要》題

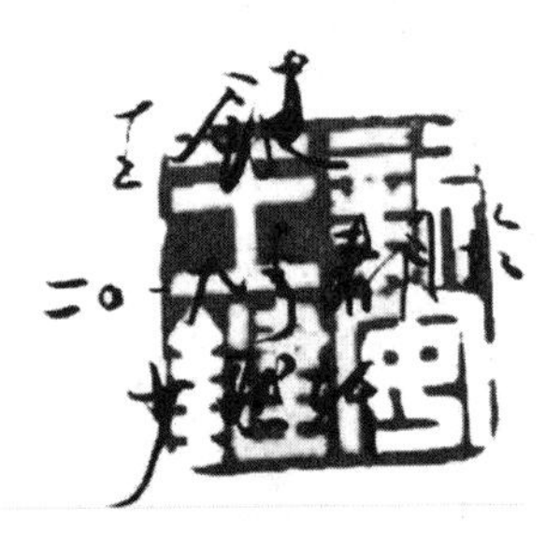

安徽中医药大学原校长、安徽省中医药学会理事长、
博士生导师王键教授为本书题词

内容提要

本书全面、深入地整理、总结了王槐三先生的学术思想和证治经验，分为“论著篇”“医案篇”“方药篇”三部分，较完整地体现了先生独到的辨证思路、精湛的施治方法，彰显了先生诸多发前人所未发的组方用药技巧，展示了先生广博的学识、高超的医术及其60年来的医学成果。

全书内容翔实，思路开阔而清晰，析理独到，行文畅达，颇能启迪后学，指导临床实践，令人耳目一新。

可供中医临床、科研人员和中医学爱好者参阅。

前　言

王槐三先生（1892—1980 年），男，字德庆，安徽省肥西县人。先生早年攻读文史，19 岁时目睹乡村医药贫乏，广大病患寻医不着，奄奄待毙，不堪忍睹，于是怀抱济世救人之心、“不为良相，当为良医”之志，求道皖地名医，苦研经旨、典籍，博极医源，穷究奥蕴，殚思极虑，锲而不舍，历时 6 载，业精技纯，乃悬壶于庐巢两邑，7 年后应友约请前往鄂省武汉三镇，组建皖槐医所。先生平脉辨证，博采诸家之长，不执一说，擅治内、外、妇、儿疑难重症而屡起沉疴，一时声名鹊起，病家咸往，辐辏于道。新中国成立初，先生就任安徽省肥西县烟墩区联合诊所所长，1956 年来合肥开业行医，后奉调至合肥市多家医疗机构从事中医临床工作。

先生是著名老中医，岐黄生涯 60 载，长期致力于中风、肿瘤、病毒性肝炎等内伤杂病的研究，成绩斐然，硕果累累，灼见粲然，不落窠臼。审症察脉，精细入微，洞察癥结；遣方施治，权衡在手，进退从心，形成独树一帜的诊疗方法及鲜明特色。

先生医德高尚，医风正派，虽年逾古稀，仍不辞辛劳，亲临“一线”，不分贵贱贫富、长幼妍媸，一视同仁，宛如亲人，全神贯注，悉心治疗，深受病家的赞誉。

岁月匆匆，流光易逝，转瞬先生已仙逝近 40 年。因先生生前诊务繁忙，无暇著述，遗留的大量微言要论及治验案例将有散脱亡佚之危，我每思及此，终日惶惶，夙夜不安，经反复思虑，是以不避粗陋，勉为其难，秉烛伏案，寒暑不辍，竭尽愚思，几易其稿，乃将先生丰富、独到的临床经验汇编成册，名曰《王槐三临床经验辑要》。此虽不能完全反映先生广博的学识和高超的医术，但亦可得其大要也。

全书分为“论著”“医案”“方药”三篇。“论著篇”在搜集、整理先生相关临床资料的基础上结合作者的学习体验，较准确地介绍了先生的学术观点及对病证的辨识思路、具体立法、用药特点等。既有理论抒述阐析，又不乏临床举例，反映了先生勤于学、精于思，上及《内经》《难经》《伤寒论》《金匮要略》，下迄金元明清诸子著述无不涉猎，在医疗实践中恒以仲景学说和先贤诸论为指导，酌古论今，广撷众长的渊博知识。“医案篇”主要择选自初诊至终结诸始末完具的门诊原始案例，这是先生几十年来蠲病愈疾的真实记述，其临证思路之灵活、组遣方药之巧变，于中可窥一斑。所附按语则于每案后加以简明精确的评述，勾勒先生力挽狂澜、化险为夷的真谛奥趣。“方药篇”辑录先生漫道求索、孜孜不倦探索出来的业已定型、屡施屡验之良方妙剂，这些效验成方诚属先生于辨证立法前提下依法制方、据方遣药之系统理论与实践凝结的经验结晶。此外还选编了先生尝用的诸多简便验廉的单偏方，由于药源广泛，操作方便，尤其适合于边远乡村推广运用。至于针对每一相关病证例举二三味核心药物作为治疗基础之“诸药主治效应及常见病证用药举隅”一节，俱选药精专，法度严谨，彰显先生独特的遣药诀窍与灵巧的配伍秘传，确系先生经过精心观察、反复验证、认真总结取得的。

抚今追昔，百感交集。吾曾有幸侍诊师侧，亲聆教诲，先生循循善诱，悉心指点，释疑解惑，一丝不苟。我遵循先生的治学之道，练就了自身扎实的中医理论及临床功力，于1978年10月被录取为安徽中医药大学首届伤寒温病专业研究生，其后获得医学硕士学位，被评为教授，历任伤寒论、金匮要略、中医临床基础教研室主任，出版著作12部，完成科研项目3项，发表学术论文142篇。饮水思源，师恩难忘！今将先生精湛的学术经验编纂付梓，公诸同好，竟遂经年夙愿，庶得千钧重担悠然落地，心头充满了莫大之欣快！然因水平所限，在整理中倘有疏漏之处，殷殷期望医林师友不吝赐教匡正。

承蒙安徽中医药大学校长、博士生导师彭代银教授，安徽中医药大学原校长、安徽省中医药学会理事长、博士生导师王键教授，于百忙中为本书题词，谨致深切谢忱。

范仁忠
2019年3月于安徽中医药大学

目　录

论著篇

窥情度理，妙手随机

——王槐三学术思想及证治经验简介

王槐三先生行医60余年，学验俱丰，医术精湛，审因察症精细入微，立方遣药机圆法活，屡起大证，疗验卓著。兹将先生学术思想及证治经验简介于后。

一、刻意辨证求机

众所周知，辨证已升华为中医学独特的理论体系，系历代医家经过千锤百炼凝结的经验结晶，是中医学认识及处理疾病的基本原则，成为完成中医主体诊疗模式——辨证论治不可或缺的重要环节。然而就先生观之，临证目的就是探求病机，病机无疑是中医诊断的核心，辨证求机堪乃中医诊断的基本要求。尽管辨证方法甚广，有八纲辨证、脏腑辨证、经络辨证、六经辨证、卫气营血辨证、三焦辨证等，可是，临床上只不过要求娴熟地运用这些辨证理论及具体方法，深入分析和明确贯穿于疾病始终的病机，力求“谨候气宜，无失病机”“谨守病机，各司其属”（《素问·至真要大论》）罢了。先生之言不谬。所谓“病机者，根于中而发于外”“病之机要也”（《素问集注》），鲜明地反映了疾病发生发展过程中之病因、病位、病性、病势等综合因素形成的病理实质，其构成莫不与病因的作用、病位的损害、病性的酿成、病势的动态发展趋向密切相关。明乎此，悉知病机与临床脉症及证候之间乃存在着紧密的内在联系。盖脉症是溯源病机即疾患之成因、部位、属性及其演化趋势的凭据，而病机为脉症发生的缘由，证候却是具有共同病机的一组脉症，某些表现殊异的脉症之所以结合于一起形成某一证候，完全受其共同之病机维系和支配。一言蔽之，有证必有其机！无病机何言其证？脉证之兴乃至证候确立皆由病机所使，所以辨证阶段的每一步骤都属于病机分析的内容，在辨证过程中必须从审因、察位、定性、明势诸环节进行探究研索，借以更全面、更具体、更深刻地从动态中把握病理本质，做出对疾病的正确诊断，为对机施治指明方向。

比如临床见到脘腹饱胀，或宽或急，纳谷不馨，或不饥不食，嗳逆呕恶，面色萎黄，少气懒言，肢软乏力，大便溏薄，舌淡苔白腻，脉来缓弱者，先生每每结合病机内涵判断其病因为饮食不慎，劳役过度；病位在脾无疑；良由脾土虚弱，运化不及所致，病性属虚；病势发展可能演变成中阳不振或脾肾交惫局面；病机实质乃为脾元馁弱，中州乏调。对此，亟当益气补脾，以逆转脾气不足邪机为目的。

二、详察阴阳格拒

临床上疾病一旦发展到危急笃重阶段，出现寒极似热、热极似寒，即真寒假热、真热假寒之际，务必知常达变，勿为时令所拘，透过现象推究病理本质。对此，先生覃思深悟，独具慧眼，积验甚丰，体察深刻。谓：“更有夏月伏阴，冬月伏阳，阴极似阳，阳极似阴，即寒极似热，热极似寒。冬月多伏火，夏月多伏寒，”“若不留心细加体认，药一入咽，未有不立即败事。世曰为难医，难即在此处。”

所谓寒极似热之真寒假热，乃是阴寒盛极，虚阳格拒于外的阴盛格阳病变，即便于盛夏酷暑，亦每见身大热反欲得衣，精神萎靡，神志恍惚，面唇淡白，语声低微，口淡不渴，或渴喜热饮，四末厥冷，溲清便溏，舌淡苔白润，脉沉微欲绝或浮大无根等。若误投寒凉清泄之品，遂若冰上添霜，顷刻之间则一线残阳飞逝。热极似寒之真热假寒，堪属阳热深伏，阴格于外的阳盛格阴之候，虽在霜雪寒冬恒见身大寒反不欲近衣，神识迷蒙，谵妄烦乱，目张红赤，声高气粗，渴欲饮冷，扬手掷足，四肢虽冷而胸腹躯干灼热，溲黄便结，舌绛苔黄燥，脉洪滑而数或沉实有力等。倘诊之有误，杂施辛热温燥方药，则犹如抱薪赴火，使燎原莫制，大有汲尽西江之势。

“冬月多伏火，夏月多伏寒”，先生遇此不拘时令之束，认为“时不可违”并不是死板的教条，而方寸不乱，泰然不惑，断然“舍时从证”，不拘时令，因证立法，依法组方，以方应治，效验卓著，无不中节。如王宗春，男，50 岁，农民。素体羸弱，于某年盛夏，赤日炎炎，酷暑难耐，其劳作一天回家后先畅饮井水 2 盈碗，晚饭后又喝下井水冰镇南瓜汤 2 平碗，随睡卧于场地凉席上，早起后畏寒怯冷，周身酸楚，脘腹疼痛，吐利交作，延医投以黄连香薷饮，服 3 剂病情陡变，复请先生往诊。证见身热不解，却裹衣覆被，面容淡黄，唇色紫黯，双颧隐隐微赤，游移不定，心烦躁扰，欲坐卧泥水之中，口渴引饮，饮之即呕，中脘冷痛，脐腹膜胀，便溏，日解 6 ~ 7 次，四肢欠温，舌淡苔白腻，脉象轻取浮大鼓指，重按软弱无力。先生断为阴盛阳微，孤阳浮散外越，演化为真寒假热险候，乃法宗仲景意，投以通脉四逆汤，重取姜、附、炙甘草，独增黄连少许为反佐，连服 3 剂，霍然而愈。

三、注重审体而治

先生向来认为疾病的发生与发展是以机体内部阴阳动态的倾向性亦即体质的特殊性为依据，禀脏阴阳强弱、阴阳动静等状况及趋势恒可引发不同性质的疾病。正所谓“六气之邪，感人虽同，人受之而生病各异者，何也？盖以人之形有厚薄，气有盛衰，脏有寒热，所受之邪每从其人之脏气而化，故生病各异也”（《医宗金鉴》）。在这方面，先生反复指出，由于体质对病邪具有自我调控及反应能力，是以感邪之后往往随其病邪作用于不同属性禀体引发的反应状态及其演变规律不同，从而酿成复杂多变的证候类型。比如严冬腊月，冰天雪地，寒淫外袭，设禀体未衰、胃阳偏亢之人，机体势必动员整体抗病力量与邪相争，邪正俱盛，往往“始虽恶寒，二日自止”（《伤寒论·辨阳明病脉证并治》），迅即化燥成实，表现为“身热，汗自出，不恶寒，反恶热”（《伤寒论·辨阳明病脉证并治》）诸阳明热盛之象；而禀阳虚弱、正元不足者，感寒之后则邪势披靡，破竹直入，阴霾四合，寒凝不化，必然发生恶寒肢厥、下利清谷、大汗淋漓、精神委顿、脉沉微欲绝等少阴虚寒见证。再如天地为炉、流金铄石的夏季，烈日当空，蒸汗如雨，冒受暑热，固然阳暑热证有之，可是阴暑寒候亦不乏见。究其后者，当与素禀阳虚、浊阴偏盛相关。又如枫叶含丹的深秋季节，溽暑已消，秋风肃杀，燥气当令，禀阴不足患体，每燥从热化而为温燥，禀阳衰乏病体，恒燥从寒化多为凉燥。

有林氏父子，其父年龄50余，羸弱体衰；其子近30岁，体硕而壮。于某年冬，经商返里，途中雨雪交加，俱感风寒，子见发热恶寒，头项强痛，无汗而喘，身疼腰痛，脉浮紧；父为恶寒发热，头痛无汗，神疲欲寐，脉沉微细。前者先生诊为伤寒太阳表实证，予麻黄汤开腠解表，宣肺平喘，3剂而定；后者判属伤寒少阴里虚兼表候，主以温里助阳，解外和表，遵麻黄细辛附子汤，连投7剂遂安。

临床上，杏苏散合葱豉汤乃先生用治风寒外感诸疾的首选佳剂，然遇阳气衰惫者常加党参、黄芪、附子等；阴液匮乏者每增麦冬、玉竹、地黄诸品；伤寒邪入阳明，里热炽盛，设系身硕禀壮之人，则独用白虎汤寒凉清泄即可；属形疲体羸病体，悉加人参、山药、麦冬、五味子等，法宗清滋益气，以顾正元。可见，先生对外感时病的治疗绝非墨守成规，专以伐邪降热为是，而是匠心独运，活用成规，力求形气不同，立法处方有异，借以促进机体恢复动态平衡，权衡体质论治。

四、尤擅调理脾胃

脾胃学说自东垣创立后，历代医家均有所发挥，而先生融古通今，博极医源，尤对东垣脾胃学说精研至深，深得其道。尝曰过食脾困，过逸脾滞，过饥脾馁，过劳脾乏。并以“调理脾胃为医中之王道，节减饮食乃却病之良方”作为警语，临证施治始终遵循“脾以运为健，胃以通为补”“健脾调胃不在补贵在运”之旨，法宗平补、运补取胜。常用方守四君子汤、异功散、参苓白术散等化裁。

先生调理脾胃的另一特点是小量轻投，徐缓收功。十分赞同谭次中所说的“急病急治，如救焚，如救溺，稍纵即逝”，而“慢病慢治，如灌花，如灌木，当假以时日也”。盖这些患者中气既虚，切戒峻剂甘腻壅补，散漫无当，难以中鹄，务须选材精良，于小剂轻缓平补之中，促进胃纳脾运，邪去而正毋伤。此即四两拨千斤，意在助其机转而已。

必须指出，调理脾胃这一法则先生不仅拟定于消化系统疾病，且常巧妙地运用于其他诸疾。先生认为，中土为后天之本，四运之轴，脾胃强健，谷气充旺，源源而来，则诸脏受益，百疾渐瘥。先生经验，如肺疾之气短喘促、语声低微、动辄汗出、食纳呆滞，肝病之胁肋隐痛、悠悠不已、腹膨气垂、纳食衰减、呕逆酸涎冷沫者，每于上述治方中灵活化裁，遂达培土生金、肺脾同治，益土崇木、肝脾两调之目的。先生对不少久治棘手的沉疴痼疾，通过疏和运化、调益脾胃、化其水谷、运其精微，恒获良效。试举一案佐证：刘某，男，42 岁，工人。1962 年 3 月 4 日诊：1 个月前，合肥市某医院诊断为肝硬化、肝腹水。于上周起腹泻脓血样稀便，日夜竟达 10 余次，面色晦暗，唇红如艳，形瘦骨立，大肉尽脱，谷物不思，频频干呕，胁肋胀满，腹膨如鼓，脐腹坠痛，小溲涓滴而下，舌红苔少，脉虚细略数。脉症合参，正伤邪盛，攻补两难，先生权衡再三，法从疏调运化、养育中宫入手，稍佐坚阴止利之品。处方：红参 6g，白术 9g，甘草 6g，茯苓 15g，山药 15g，黄连 3g，黄芩 6g，鸡内金 9g，砂仁 4.5g，姜炭 3g，另用粳米 30g、伏龙肝（布包）60g，煎水取汤煮药。服 1 剂泻减，3 剂后利驻，大便成形。后宗健脾行水、和肝调营之法，连服 80 余剂，食增溲畅，腹转平软，腹水消失，肝功能复查改善，病情从此稳定。

五、习用疏肝解郁

对于肝失疏泄、气乏宣达、郁结不散、血运受阻、脉络痹滞引发的各类病证，恒从疏肝解郁、理气和营论治，几成先生治疗杂病的另一特色。先生认为举凡心脑血管、神经、精神、消化、内分泌等系统诸多疾病，莫不与肝气怫逆、气郁血滞息息相关。凡此，只要患体正元尚未大虚，设从肝入手遣方施治，自可获效彰彰。如岳某，男，49 岁，工人。1978 年 4 月

5日诊：西医确诊为冠状动脉粥样硬化性心脏病，久治罔效。证见心前区窒闷堵塞，阵阵隐痛，牵及肩背，所欲不遂、情志怫郁则痛势益甚，太息不已，两胁胀满，嗳逆连连，时时泛恶，食纳欠馨，便滞不爽，舌紫暗苔薄腻，脉弦涩而不匀。先生即宗疏肝理气、和络宣痹立法。处方：柴胡9g，川芎9g，枳壳9g，青皮9g，郁金9g，延胡索9g，香附9g，木香9g，薤白9g，当归9g，三七粉（冲服）6g，丹参18g，沉香曲6g。服7剂，胸闷锐减，余候稍安。既效之方，毋庸更张，原方增八月札12g、佛手12g，7剂后症减七八，续服1周，脉转沉缓，舌露淡红，闷痛消失。

先生反复强调中青年妇人罹患女科病变，多系情怀抑郁、隐曲内蓄、迟留不发、欲达失疏所致，故其病机必涉及肝，初为疏泄失职，本经气郁，继而怫郁不解，一则木邪乘土，损及脾胃，纳运无权，生化之源复受影响势在必见；再则肝郁气滞，血失气运，冲任胞脉受阻，于是经、孕、胎、产、乳诸疾将接踵而至。因此，先生总以疏肝达郁、扶中调营为要，方宗逍遥散化裁。基本方药为柴胡、当归、白芍、川芎、茯苓、白术、甘草、香附、青皮、郁金、八月札、薄荷、煨姜等。此之施治自标灵采，多有活法，足示人以规矩。

六、精研高效验方

先生认为方剂是药物组合的高级形式，是联系医和药的载体，也是完成辨证论治这一主体诊疗模式最终的实施工具。究前哲精心研制的成方，虽说是主辅恰当、佐使量材、分量有定而成，深邃奥理独蕴其间，然而兵无常势，水无常形，所以临床运用时切勿囿于成方，胶柱鼓瑟，恪守旧制，按图索骥，不敢越雷池一步。那种抱死方套活病的做法，必然削足适履，劳而无功，却疾无望！当尊“古方今病不相能”之训，师其法而不泥其方，师其方而不泥其药，或通过增减药味，调整剂量，或经过细析病机，参酌方义，随机变通，量病化裁，从而自成方圆，章法有度，组制新方，为我所用。比如真武汤，仲景巧取制附子、茯苓、白术、白芍、生姜组成，成为一首温肾壮阳、化气行水的蠲疾佳剂。临床用治肾阳衰亏、水气泛滥之心脏性水肿及肾脏性水肿、甲状腺功能减退之黏液性水肿等通常效验赫然。可是，亦有患者服后肿势未已，复见明显的形神疲惫之征，先生认为这是由于该方化气而不益气，主张配合党参、黄芪等，堪可弥补没有补气之品的不足。临床验证真武汤增添补气之参、芪后，整个效应则为益气温利，较之单纯温阳行水即显有不同。

先生常说证有万变，方当无穷，应以无穷之方，以应万变之证，是以先生生平制定的方剂甚丰，举若业已定型、屡施屡验如大补血汤、清肺化痰汤、利气荡饮散、运脾和胃饮、暖肝如意散、蜘蛛蜂房丸等，俱用药精专，法度谨严，疗效卓著，集中体现了中医学的治则、治法、配伍理论与组方原则，乃先生经过千锤百炼的经验凝结，殷殷相传，示人规范。此外，先生一直倡导单偏方恒可愈大证，且具有药味精少、药源广泛、使用方便、价格低廉的特点，尤适合于边远乡村推广应用。如先生组制的棉花根、向日葵花盘定咳喘，鸡姜龙胆散消胃痞，桑蚕饮愈消渴，垂柳芽治痹病，牛角末退紫斑，雄枣散疗牙疳，巴冰合剂治疗单、双喉蛾等等，验之临床，无不奏效迅捷。

（本文原载于《安徽中医临床杂志》印发的《安徽省中医药学会 1996 年年会论文汇编》）

王槐三应用治肝法的临床经验

历代医家皆十分重视肝在临床证治中的地位，林佩琴《类证治裁》有“诸病多自肝来”之说，刘鸿恩《医门八法》一语点出“诸病多生于肝，肝为五脏之贼”的宏论。这就是说肝木受邪，发病广泛，既可本经、本脏自病，且可干犯他脏，诱发诸疾。鉴于此，先生在察因机、明病理的基础上对诸多疑难杂症，俱从肝入手遣方施治，随之脉症尽除，如响斯应，尤具独到之处。兹择要介绍于后。

一、肝脏的生理功能

1. 肝主疏泄

先生认为肝之所以病变广泛，脉症变化莫测，被称为“万病之贼”，治法愈演愈繁，与肝的生理机能重要性及发病后引起的病理机转密切相关。盖肝主疏泄，具有疏展宣泄之功，若肝疏泄如常，保持其敷布和柔、洋溢活跃生机，则对全身气机发挥着重要的调节作用，于是诸脏安和，百骸康泰，维系其内环境相对的平衡和稳定，臻达阴平阳秘常态。具体体现在以下方面。

（1）精神情志：肝藏魂，魂乃神之变，是神所派生的，肝与心包同属厥阴经，故人的精神情志活动除由心脑元神主宰外，亦与肝有密切关系。正是肝所具有的疏达宣泄生理效应，使周身气机调畅，于是理智清爽，胸襟旷达，神怡志悦，情绪乐观，始终维持在既不亢奋亦不抑郁的良好状态。

（2）相火敷和：相火寄居于肝，“天非此火不能生物，人非此火不能有生”，“天主生物，故恒于动，人有此生亦恒于动，其所以恒于动者，皆相火为之也”（《格致余论·相火论》）。足见人之充满生机，富有生命力，无不根源于相火一气的运动。若肝疏泄恒常，气机冲和条达，相火默运其间，敷和充裕，自能维系阳舒阴布、五化宣平、温养脏腑、暖益形体的生理效应。当然，这里所说的相火乃生理性之气阳，系肝脏之所“用”，它与五志过激，“火起于妄”，煎熬真阴的病理性相火概念不同，判若霄壤。

（3）津、血输运：津液、血液的正常输布和运行，有赖于气机的疏通调畅。气能行津，气行则津布，肝气的疏泄之功可促进津液的输布代谢，臻无聚湿酿水之变；气能运血，气行则血流，肝气的疏泄作用能促进血液的流通畅达，自无滞涩瘀凝变异，且循环往复，周流不息。

（4）饮食消化：肝司疏通宣发，则整体气机调达谐和，即能促进脾气上升，脾气升运则中州得健，俾纳入五谷彻底地消磨化解；且又协调胃气下降，促进食糜、渣滓依次下达小肠、大肠，变生粪便，排出体外。《读医随笔》和《血证论》所说的“脾之用，主于动，是木气也”“木之性主于疏泄，食气入胃，全赖肝木之气以疏泄之，而水谷乃化”就是这个意思。此外，肝胆相连，胆附于肝，胆囊内贮胆汁，胆汁溢入小肠，颇有助于饮食物的正常消化，而胆汁却来源于肝，“因肝之余气，溢入于胆”（《脉诀刊误》）所化生，其分泌、排泄均有赖于肝疏泄功能的调节，所以肝司疏泄直接关系到胆汁的泌泄，从而影响着脾胃的受纳与运化。《素问·宝命全形论》明确指出“土得木而达”，即深刻地阐析了木能疏土，其气生发条畅，遂使中土制约而通达，提示脾胃纳运功能离开肝的疏泄是不可能完成的，反映了土需木疏、木赖土荣的相互关系。

（5）生殖机能：男人排精媾精、女人行经孕育莫不与肝相关。《格致余论》谓：“主闭藏者肾也，司疏泄者肝也。”揭示了男子精液排泄有度乃肝肾二脏合作的结果，只有在肝气疏泄的基础上始能维系精液之正常施泄，生殖功能正常。就女子而言，胞宫与冲、任二脉紧密结合成一个整体，成为月经来潮、孕育胎儿的重要条件，而冲、任与足厥阴肝经关联互通，功能上隶属于肝，是以肝疏泄有序，任脉通，冲脉盛，血海满溢，于是胞宫在冲、任作用下化生经水，排泄经血，月事应时而下，胎孕分娩如常，此正是唐容川所说的“胞宫乃肝之所司”之本意。基于此，秦天士在《临证指南医案》对叶天士调经理论进行总结时感慨道：“女子以肝为先天”也。

2. 肝司藏血

先生十分赞同肝为血之府库的说法。认为肝既疏泄无形之气，又贮藏有形之血，《素问·调经论》著有“肝藏血”之论，即是说肝将一定量的血液贮藏于脏体内，以供机体之所需，维持脏腑、经脉正常的生理活动。这主要体现在下列方面。

（1）凝血止血：明代章潢说：“肝者，凝血之本”（《图书编》），提示肝司凝血效应。盖阴气主凝，血藏于肝，营血满盈，肝阴充足，肝阳被涵，阴阳相协，遂发挥其凝血功能而防止出血，所谓“血足自固”也。

（2）涵养气阳：肝脏贮藏足量的血液，充盈不衰，疏周流灌，堪能涵养滋润其气阳，使之舒展宣发，冲和条达，从而防止疏泄太过，发生亢逆不顺之变异诸象。

(3) 调节血量：在正常生理情况下，人体各部分的血量是相对恒定的，但随着机体活动量的需求与改变、气候因素的影响等，机体各部分的血量即有赖于肝藏血功能之调节而发生相应变化，以维持其正常循环及流量的平衡。所以王冰注解《素问·五藏生成》篇“人卧血归于肝”时说：“肝藏血，心行之，人动则血运于诸经，人静则血归于肝藏。何者？肝主血海故也。”

(4) 濡养体窍：血主濡之，肝内贮有充足的血量，血盈于内，源源而来，自可滋濡营养脏体及目睛、筋膜、爪甲诸形体官窍，在维持其一系列正常生理活动中发挥着至关重要的作用。正如《素问·五藏生成》篇所说：“肝受血而能视，足受血而能步，掌受血而能握，指受血而摄。”

二、肝病的病理特点

肝病病理变化复杂，在杂病中十占六七。《黄帝内经》中44种病类和311种病候，肝病独占了37种病类及114种病候，故《知医必辨》说：“肝病繁多，为万病之贼”，“五脏病，肝病居多……治病能治肝气，思过半矣。”先生结合其临床实践，概括肝病具有易郁、易虚、易亢、易动、易变等特点。

1. 易郁：先生说肝病多郁，郁不离肝，这与“七情”内伤有关。《柳州医话》所谓“肺主一身之表，肝主一身之里。五气之感皆从肺入，‘七情’之病必于肝起”正是此意。“七情”，即喜、怒、忧、思、悲、恐、惊七种情志活动，系人体的生理和心理活动对外界环境刺激的不同反应。人有此生，便有此情，适度的情绪体验为人之常情，本不为害，诚如《读医随笔》所说：“喜、怒、思、忧、恐，本于天命，人而无此，谓之大痴，其性死矣。”不过，突然强烈或长期持久的情志刺激，比如人事失序，忿詈圭怒；所愿不得，愤恨难伸；紧张操劳，谋虑苦思；悒郁悲愁，莫能释怀；事有疑昧，恐惧惊怖等等，超越了人体的生理和心理适应能力，势必累及于肝，恒致肝的疏泄、藏血功能障碍，引起气机受阻，抑而不散，滞而不通，郁于本脏、本经，酿成气郁之变。倘若气郁不解，失治误治，气不运血行津，血失周流，脉络瘀阻、津失布化，水液停滞，聚湿成痰，每每继发血郁、湿郁、痰郁等等。

2. 易虚：先生认为凡忧郁恼怒，五志化火；早婚多育，房事不节；温邪久羁，热伏于内；吐、泻大汗；久病失血；偏嗜肥甘炙煿、酒醴辛热之物；过服温补香燥，峻温助阳诸品，因之耗精劫血，水亏其源，形质俱损，引发肝之藏血，调节血量的功能失职，于是肝无所藏，血虚于内，肝体阴不足，每每出现阴血虚亏诸恙。

另一方面，禀赋素薄、高年体弱、房室内伤、久病失养、劳役过度、寒湿感袭、贪凉饮冷、久服寒凉药物，戕伐其生发阳气，相火乏于敷和，激发推动之功衰减，从而引发一派肝阳不展，阳失煦达病变。

3. 易亢：先生反复申述肝火燔灼，阳亢于内，每与相火妄动密切相关。盖相火在位则有益，离位则贻害。所以张志聪谓相火“壮则为邪火，和则为元气。”一旦五志妄动，相火离位，“五性厥阳之火相煽……火起于妄，变化莫测，无时不有”（《格致余论·相火论》），往往引起气火内迫，循经上炎，甚或阳升太过，出现风阳内动局面。

4. 易动：先生强调肝病易动实与肝性刚暴，具有刚强躁急的特性相关。故若病恙及肝，肝失疏散宣泄，气机舛乱，升降乖戾悖逆，势必发生上扰、下迫、横乘、流窜的病理机转。

5. 易变：先生指出肝病多变，是说肝病变化多端，其绝不限于本脏本经，常常犯及其他脏腑。故《知医必辨》曰："人之五脏，惟肝易动而难静。其他脏有病，不过自病"，"惟肝一病，即延及他脏。"其常见的有肝横乘土、上刑肺金、逆而冲心、下耗及肾等等。

三、肝病的治疗原则

法随证设，方由法来，由于肝病涉及面广，证情多变异，故治肝之法十分庞杂，治肝大家王旭高列有26法，李冠仙列有10法等等。先生从临床实践出发，执简驭繁，归纳为疏、平、清、暖、养5法。

1. 疏肝法：疏是疏散、条达之意，包括舒肝、调肝、达肝诸法。这是根据"抑者散之""木郁达之"法则，主要运用于肝气郁结，气失条达见证。先生通常选用柴胡、青皮、香附、木香、佛手、香橼、郁金、八月札、橘叶、橘核、荔枝核、玫瑰花、代代花、绿萼梅、木蝴蝶、娑罗子、刺蒺藜、生麦芽等，借其馨香流动之性，直达病所，疏瀹气机，散解郁结。同时先生强调病及于肝，疏泄失职，主要反映了气机乏调为患，故疏肝法实即燮理气机之治，俾气得和通，肝复舒展畅达之性。鉴此，当肝失疏导发泄，气郁于内，壅遏不畅，亦可据其病变部位之不同适当辅以理气之品。如疏散上焦气滞酌取紫苏梗、桔梗、薤白、檀香等；疏畅中焦气壅择选枳实、枳壳、陈皮、大腹皮之类；疏导下焦气结选用乌药、沉香、槟榔、小茴香等味。

2. 平肝法：平谓平降、抑制、镇摄的意思，包括镇肝、潜肝、抑肝等法。盖肝为刚脏，主动主升，一旦疏泄太过，气机升动莫制，窜扰肆逆，酿成肝阳亢动、风气内旋之变，当取其“高者抑之”“惊者平之”“有余折之”法则，迅速地潜降肝阳，平息内风。在方药组遣方面，先生则参照《临证指南医案》之“肝阳有余，必须介类以潜之，柔静以摄之……则升者伏矣”的论述，主要选取石决明、珍珠母、羚羊角、玳瑁、生地黄、白芍、玄参、石斛、天麻、钩藤、龙骨、牡蛎、贝齿、磁石、代赭石、龙齿、生铁落、龟版、鳖甲、僵蚕、地龙等重镇沉降、滋濡柔润诸品相投之。

3. 清肝法：清系“热者寒之”旨趣，包括凉肝、泻肝、泄肝诸法。若肝郁化热，气余变火，肝火内燔，邪势充斥弥漫，每必引发《西溪书屋夜语录》及《医方集解》所说的“肝火燔灼，游行于三焦，一身上下内外皆能为病”“肝火盛，则诸经之火相因而起，为病不止一端”之病理机转，应亟予苦寒凉泄重剂频投，杀其炎炎之势，先生常常药遣龙胆草、栀子、夏枯草、青黛、牡丹皮、黄芩、菊花、青葙子、芦荟、大黄等等。

4. 暖肝法：暖即暖煦也，亦称温肝法。《临证指南医案》说：“治肝之法，无非治用、治体。”此乃通过温启肝阳、升发其生升之气，径治肝用不足，因虚生寒，阳用式微，木气萧条，颓败不振征象。不过，鉴于肝为刚脏，体阴用阳，易于化火伤阴的特点，先生叮嘱方药组遣当选辛而勿燥、温中含柔、补中寓通之品，以防温热迭进，气升火浮逆变。如吴茱萸、桂枝、肉桂、小茴香、大茴香、丁香、川椒、艾叶、九香虫、韭子、淫羊藿、山茱萸、菟丝子、巴戟天、续断、杜仲、木瓜、黄芪、羊肝、紫石英等，均可据证择入。

5. 养肝法：养是补养、补益之意，包括柔肝、护肝、滋肝、敛肝等法，这是法循“虚者补之”“损者益之”原则，主治肝藏血功能失职，脏体失养，阴血亏损，形体官窍乏于濡润滋养诸变。先生着重择选质地滋腻、味偏酸涩者投之。举如生地黄、熟地黄、白芍、当归、阿胶、龙眼肉、桑葚子、女贞子、何首乌、枸杞子、楮实子、酸枣仁、五味子、乌梅之类。不过，中宫脾土为气血生化之源，故先生亦常参以甘养温运、培益中土之味，如炙甘草、党参、黄芪、淮小麦、山药、大枣、饴糖等，俾脾元内充，化源充裕，“中焦受气取汁”，变生营血，俾诸脏受荫，而肝体得养，藏血之功复常。正如《难经》和《金匮要略》所说：“损其肝者，缓其中”“夫肝之病、补用酸……益用甘味之药调之。”

先生强调上述5法，为肝病的常用治法。就成方而言，治肝方剂举不胜举，概括而言，柴胡疏肝散属疏肝法首选剂；平肝法代表方为羚角钩藤汤；清肝剂非龙胆泻肝汤莫属；吴茱萸汤为暖肝法习用之剂；一贯煎当为养肝法之主方。不过，肝病繁杂，牵及相关脏腑合病者颇为常见，故须辨证求因，统筹兼顾，务与他法协同联用，逍遥散就是一首疏养合法、肝脾兼顾的蠲疾佳剂。先生通过多年临床实践，将逍遥散成功地用治妇科常见病变，如《妇科证治精要·方药运用举隅》（上海科学技术文献出版社1996年版）一书中有关先生化裁逍遥散通治月经病变，即循古有新，纲举目张，井然有序，颇能启迪后学，兹节录如下。

基本方药：柴胡、当归、白芍、茯苓、白术、甘草、薄荷、煨姜。

加减：兼气虚经行先期，去薄荷，加黄芪、党参、升麻、五味子等，以益气升摄。

兼血热月经提前，去煨姜，加栀子、牡丹皮、生地黄、黄柏等，以凉血清热。

兼血寒月经错后，去薄荷，加肉桂、川芎、吴茱萸、川牛膝等，以温经和血。

兼血虚月经后期，加熟地黄、枸杞子、何首乌、龙眼肉等，以养营补血。

兼血热月经过多，去煨姜，加生地黄、黄柏、龟版、地榆等，以育阴凉血。

兼气虚经量过多，去薄荷，加党参、黄芪、山药、升麻等，以益气固摄。

兼血瘀经量过多，加牡丹皮、三七、益母草、茜草等，以化瘀止血。

兼寒滞月经过少，去薄荷，加肉桂、制附子、红花、川芎等，以温阳活血。

兼血虚月经过少，加熟地黄、阿胶、何首乌、鸡血藤等，以养血和营。

兼血瘀月经闭止，加桃仁、红花、川芎、川牛膝等，以活血化瘀。

兼血枯月经不潮，加熟地黄、白芍、川芎、枸杞子等，以养营和血。

兼肾虚月经停闭，加熟地黄、仙灵脾、肉苁蓉、鹿角胶等，以补肾培元。

兼痰滞月经未潮，加苍术、半夏、香附、胆南星等，以燥湿祛痰。

兼寒凝经汛腹痛，去薄荷，加肉桂、花椒、小茴香、吴茱萸等，以祛寒止痛。

兼热郁经来腹痛，加牡丹皮、栀子、龙胆草、川楝子等，以泄热宁痛。

兼气结经汛腹痛，加香附、橘核、川芎、乌药等，以开郁止痛。

兼血滞经潮腹痛，加没药、红花、延胡索、五灵脂等，以化瘀定痛。

兼气结经汛乳房胀痛，加橘叶、橘核、刺蒺藜、路路通等，以疏郁散结。

兼郁热上扰经行头痛、经行眩晕、经行吐衄，去煨姜，加栀子、牡丹皮、白茅草花、苦丁茶等，以清郁泄热。

兼痰热内扰经行情志异常，加麦冬、黄连、胆南星、石菖蒲等，以清热涤痰。

兼中虚湿困经行泄泻、浮肿，去薄荷，加苍术、厚朴、泽泻、薏苡仁等，以调中导湿等。

王槐三治疗卒中风的临床经验

中风列属中医内科四大难证之首，也是人类三大主要病死原因之一，具有发病、致残、复发率高的特点。先生论治中风，有胆有识，判证析理不落前人窠臼，立法谨严，遣药精专，临床效验卓著。现将先生治疗中风心法，扼要依次分述如下。

一、急危候，随机进退

“人百病，首中风，骤然得”（《医学三字经·中风》），病重且危，变化迅捷，每见后遗症候。先生认为卒中风并非外中风邪，而是形容如矢石之中人，猝然所至。通常在发病之前，疾病已处于萌芽状态，蠢蠢欲动，“有偶尔一阵头晕者，有耳内无故一阵风响者，有无故一阵眼前发直者，有睡卧口流涎者，有平素聪明忽然无记忆者”（《医林改错》）等先兆。一遇情志怫郁，五志过极，或饮食不节，恣食肥甘醇酒、操劳太过，形神失养、季节递换，气候骤变诸因，每每引发病情陡变，卒中遂作。先生颇赞同《河间六书》与《景岳全书》申述的“将宜失宜，心火暴盛，肾水虚衰，不能制之，则阴虚阳实，而热气怫郁，心神昏冒，筋骨不用”“素不能慎……先伤五脏之真阴”，“以致阴阳相失，精气不交，所以忽而昏愦，猝然仆倒”也。结合河间、景岳所言，先生论证卒中责之阴损于下，阳热暴张，内风旋转，夹痰夹火，横窜经脉，蒙蔽清窍，遂出现突然昏仆，人事不知，或始见头痛眩晕，频频呕吐，继而鼾睡不醒，呼之不应，口眼㖞斜，半身不遂，口噤不开，牙关紧闭，面赤气粗，喉际痰鸣，两手握固，肢体强痉，小便不通，大便闭塞，舌质红绛苔黄腻粗糙，脉弦滑数等见症，实际上这就是前贤论及的中脏腑病变。值此阳化动风，风火挟痰，交煽不解，气血逆乱，迫血上涌，冲激犯脑，清窍闭塞，复伴传导功能失司，升清降浊受阻，腑气不通之际，先生告知勿遵“开邪闭，续命雄”（《医学三字经·中风》）之说，杂投小续命汤、加减续命汤诸辛温表散及龙脑、麝香等芳香走窜之类。否则，助益邪势，必速其危。可据上病下取妙意，于平肝清降、涤痰息风的同时，辅以通腑泄热之品，釜底抽薪，泄其腑气，随其腑通便畅，糟粕浊秽下泄，于是神志渐趋清苏，转危为安。此即先生倡导的“治上不如治下，开窍不如通窍”矣。方守镇肝息风汤，大、小承气汤，贝母瓜蒌散等增损，药投代赭石、生石决明、生牡蛎、珍珠母、生石膏、生大黄、芒硝、枳实、厚朴、龙胆草、黄连、黄芩、夏枯草、川贝母、瓜蒌、竹沥等等。如果朦胧昏睡，口噤失语，意识不清，危候迁延，先生认为乃风阳动扰，血运异常，“血菀于上”（《素问·生气通天论》），致使脑脉不利，血络瘀阻，抑或脑脉破损，血溢脉外，“与荣养周身之血已睽绝而不合”（《血证论·瘀血》），酿变凝瘀留积络道，造成清气难入，浊气难出，清浊交混，弥漫于脑，“心神昏冒”，神明失用，先生则参投活血疏瘀和络之味，俾凝瘀活化，络畅神活。其脉来艰难滞涩，往来乏畅，必系脑脉瘀滞阻塞，选遣散瘀行血之类，如红花、桃仁、丹参、川芎、赤芍、地龙、水蛭等；脉得浮而搏指，外坚中空，堪属离经之血凝积脑络，酌取消瘀宁血诸味，予当归、白芍、丹参、三七、生蒲黄、茜草、五灵脂等。究之端倪露诸脉象：后者举之即得，前者寻之始现，惟于脉象中可窥独处藏奸，判其真伪。

一旦失治、误治，进而发生口开、鼻鼾、目合、手撒、遗尿“五绝”并呼吸微弱，四肢厥逆，冷汗淋漓，肢体软瘫，大便自遗，舌体痿软，脉微欲绝脉候，堪属正气败脱，脏元将竭，阴阳离决在即，是乃九死一生，命悬一线，岌岌可危。“脱则宜固，急在元气”（《金匮翼》），先生尝亟灸关元、百会、神阙、气海等穴，灌服大剂参附汤、生脉饮等，主以人参、制附子、五味子、山茱萸、麦冬、龙骨、牡蛎之类，着重扶正固脱，益气回阳。

至于不经昏仆而突然发生半身麻木不仁、口㖞、语謇、偏瘫，神志无改变者，前哲谓中经络，自应诊治得当，俾脉症得瘥，不致逆陷中腑、中脏危变。综此，先生判为营血亏虚，脉道涸涩，气血痹阻，筋脉失于濡养荣润，主以桃红四物汤合“虫蚁搜剔，通络追拔”诸品，如当归、白芍、赤芍、熟地黄、川芎、红花、桃仁、丹参、鸡血藤、䗪虫，僵蚕、水蛭、地龙等，以养血活血，化除脉中瘀凝。设兼头晕头痛，面色潮红，烦渴躁扰，必系阴虚络瘀，血行不利，兼挟阳亢于内，风阳翕张，先生遂加生地黄、玄参、天麻、钩藤、夏枯草、黄芩等清滋泄热、平肝潜阳之味；面色淡白，心悸气短，手足肿胀，疲惫乏力，堪为血运迟缓，气乏载运，气的生化推动功能衰减，先生则辅以益气扶虚如黄芪、党参、白术、甘草、人参、太子参等；恶风身热，口角流涎，肢体拘急，关节酸楚疼痛，显因血脉乏畅，营卫失和，先生恒增桂枝、甘草、葛根、羌活、生姜、大枣等调营和卫。

由上观之，中风于急性期阶段，起病急重，变化多端，必须明察机因，法据证转，方由法移，随宜而施，冀危象悉解，俾病情向顺境发展，转危为安。

二、后遗症，有方有守

中风病情缓和，危急解除，一时难以恢复，多遗有半身不遂诸候，必须抓紧时机积极治疗，否则可成终身之患。不过，其后遗症阶段，一般脉症相对稳定，只要辨证无误，处方合法，自应证不变则治亦不变，有方有守，力求论治的坚持与专一。设一方甫投，冀望峰回路转，纳昌神焕，未效即更方易药，改投他剂，必致前治之功毁于一旦，结果事与愿违，为城九仞，功亏一篑。

此若一侧肢体不能自主活动，麻木不仁，或感觉丧失，表现为上肢偏废不举，下肢瘫软无力，手足肿胀，舌强语謇，口角流涎，眼斜口歪，面色浮红，口干不欲引饮，饮食作呛，反应迟钝，腰膝酸软，两足逆冷欠温，舌体瘦小，色淡红苔少，脉沉细弱等，先生判断这就是前贤所说的“喑痱”证。“喑”谓舌謇不能言，“痱”指足废而不用，乃因下元亏损，阴阳失济，一则气化无力，津聚成痰，痰浊上泛，堵塞窍道，故音喑失语；再则真元颓败，精夺气耗，筋骨肌肉无以荣润煦养，所以肢体乏灵，足痿难以履地。先生亟予《黄帝素问宣明论方》地黄饮子，守方守法，缓缓图功。方取熟地黄、麦冬、石斛滋养阴液；肉苁蓉、巴戟天、山茱萸、五味子壮培元阳；石菖蒲、远志、茯苓开窍化痰；附子、肉桂温煦下元之虚，以助气化之复；少用薄荷利咽喉、姜、枣调营卫。诸药合用，共成阴阳并补，祛痰利窍，上下同治，尤以治本治下为主，俾水火既济，下元得补，痰浊蠲除，则“喑痱”遂愈。若兼气虚加党参、黄芪、白术、甘草等；营血亏损加当归、白芍、制首乌、枸杞子等；血脉瘀滞加丹参、川芎、水蛭、地龙等；痰浊偏盛加川贝母、瓜蒌、胆南星、天竺黄等。同时先生常据后遗症中突出的偏体不遂、口眼㖞斜、语言不利三候，而分别酌佐人参，当归、白附子，全蝎、石菖蒲，竹沥相投之。

先生指出有人应用地黄饮子治脑中风后遗症，唯恐引发气火升逆，肝阳上扰，遂舍弃桂、附，这是十分不妥当的。实际上此已演化为“喑痱”证，业成沉疴痼疾，阳亢邪盛期已过，热势渐杀，况且方中又有大队地、麦、石斛诸滋阴之品，壮水济火，足以制约桂、附辛热燥烈之性，自可放胆用之。即使血压高于正常，适当配合龙骨、牡蛎、珍珠母、石决明、天麻、钩藤等重镇潜降、平伏肝阳者，堪保无虞。先生主以地黄饮子治疗中风后遗症计 20 余例，均获良效。《合肥晚报》于 1962 年 8 月 11 日曾予专题报道。

再者，补阳还五汤历来都被认为是中风恢复期之“特效方”，甚至有人不察脉舌，大剂重投，致证情陡变屡见不爽。对此，先生反复强调该方“四两黄芪为主药，血中瘀滞用桃、红”（《汤头歌诀白话解》），足见影响补阳还五汤疗效的核心药物无疑是黄芪，黄芪补益元气，旨在气旺血行，并辅以少量之归、芍、川芎、桃仁、红花、地龙，以收瘀蠲络通之用。实际上黄芪五物汤乃为气虚血滞，脉络瘀阻而设，果属下元虚衰，痰浊上泛之喑痱证，则严禁服之。他还认为补阳还五汤务于脑卒中 3 周后应用为宜，察其面色淡白而非绯红，脉象缓涩无力而非洪大滑实，最紧要的是即使方证相应，黄芪亦应先从 24 ~ 30g 开始，渐增至 60g、90g、120g，切勿首剂即与 120g，迄病情向愈尚应继续服用，巩固疗效，以防卒中复作。

王槐三治疗顽固性咳、哮、喘的临床经验

咳嗽、哮吼、喘促，缠绵难瘥，亦称顽咳、顽哮、顽喘，临床治之不易，根治尤难。先生多年来潜心于咳、哮、喘研索探究，辨证立法独具慧眼，遣方用药每多奇效，积有独到经验。兹举其要者整理于后。

一、肃肺降逆利气法是治疗咳、哮、喘邪气壅遏机因的基本要则

1. 组法立论依据

肺主气，司呼吸，“乃清浊之交运，人身之橐籥”（《医贯》），系体内外气体交换的场所，通过肺的呼吸作用，不断地呼浊吸清，吐故纳新，实现着机体与外界环境之间气体的正常交换，于是呼吸调匀，吐纳有序，何以发生咳、哮、喘之疾？先生认同肺的这一生理活动主要通过肃降与宣发两种特有运动方式而完成，也就是说肺的生理功能离不开宣、肃互协这一运动形式，二者密切配合，相互为用。然而肺踞上焦，“为藏之盖”（《素问·病机论》），其位最高，而下者宜升，高者当降，根据阴阳升降理论，位于下者，以升为顺；位于上者，以降为常。可见肺的生理运动虽有宣发与肃降两个不同方面，但肺气却以清肃下降为主导趋势，无疑地以降下为主。正是有其肃降，

俾肺气内敛，以防之宣发大过，气耗于外，虚其本脏，故东垣有“肺本收下”之说。前哲论证的肺气通于秋，其秋气肃杀，万物萧条，肺气与秋气相类比，亦是主肃降矣。

先生十分赞同肺体清虚，其叶娇嫩，性主乎降，“职司清肃”（《类证治裁》），“不容一物”（《病机汇要》）之说，认为顺降之特性带来了肺特有的肃清其本身及气道异物、维持呼吸道洁净、通畅以保障肺的呼吸不受阻碍之生理效应。是以稍有微薄之邪侵袭，必致其清肃失司，降下无权，气道乏畅，吐纳不利，影响肺的宣肃运动，引起“肺苦气上逆”（《素问・藏气法时论》）之变，发生咳、哮、喘病证。治当平金降逆，利气去壅，俾治节当令，肃降有权，邪机消弭，愆度自调。不过，临床运用时绝非肃肺降逆之品的单纯堆砌，先生反复指出应从整体观念出发，因势利导，在通降肺气，清展气道的基础上配合相关法则，巧思妙悟，机圆法活，始能切合病情，治无不殆。

（1）配合宣发肺气：肺的宣发和肃降是相反相成的矛盾运动，生理常态下既相互制约，又相互配合，在不断运动中维持相对平衡，从而使肺的生理活动得以正常进行。其病理状况下肺失肃降和肺乏宣发亦常彼此影响，先生组方施治恒于肃肺降逆剂中佐以紫苏叶、麻黄、生姜等宣解、宣透、宣散之品，宣发肺气，令其宣肃互行，确有利于金令得展，畅通气道，如响斯应。

（2）配合涤化痰浊：痰浊痼结堪为咳、哮、喘的重要发病因素，故先生指出设在肃肺降逆基础上辅以化除痰浊之类，如半夏、浙贝母、瓜蒌等，则既可迅速地畅通气道，及时消除临床症状，又可通过廓除痰浊，截断痰浊成为变生继发性致病因素并由之导致宿疾不解，从而控制其复发。

（3）配合活血化瘀：肺主一身之气，肺气通利，则血运无阻，全身的血液都通过百脉流经于肺，经过肺的呼吸进行体内外清浊之气的交换，然后再将富含清气的血液通过百脉输送至全身。一旦病变及肺，肺主气、司呼吸功能减弱，不能推动血行，于是血运阻滞，凝瘀遂生，影响血液进行气体交换，而肺疾益甚，抑或变生“血栓”，致吐纳受阻，气憋吸止，生命必危。先生强调此若在肃肺降逆法中辅以当归、桃仁、红花等活化瘀血之类，自可迅速改善血运，推动血液进行气体交换，从而有利于恢复肺的清肃之功，俾咳、哮、喘疾得痊。

2. 具体运用方法

（1）肃肺降逆止咳法：肺以清肃下行为顺，其肃降特性恒有助于人体气津输送下达，保持气道通畅，吐纳如常。如外感初起，宣肃失司，一经疏解，邪透表和，诸症随之而去。若失于表散透达，或过早误投补益，客邪敛闭，是以感证虽已，咳逆之候独遗，缠恋于肺，或吸入烟尘、雾霾、浓烈秽浊之气，内壅太阴，或情志不遂，肝气郁逆，木横侮金，或饮食不节，恣啖生冷寒凉，水湿内生，上渍肺系，或嗜烟好酒，偏食辛热炙煿，化火上炎，肺金受灼，则均可引发治节违度，清肃之令不行，致气不布津，津聚为痰，发生息道衍滞，气机上迫，冲激声门，证见咳呛连连，声重有力，昼夜不辍，咯痰灰白清稀，或稠厚成块，或稀薄之中夹有黄豆大小之坚韧老黄痰块，气急欠平，胸膈窒闷，脘痞如塞，胁肋胀满，咳时引痛，舌淡润苔白滑，或舌红而干苔黄腻，脉沉紧或弦紧，或滑数或滑实等。咳证至此，先生认为勿拘“治上焦如羽，非轻不举”，专于轻宣透解立论，而亟当主于本法，肃肺降逆，伸其治节，复使肺金清灵，肃降合度，则气道爽利，咳逆得平。

常用药物：半夏、陈皮、杏仁、紫苏子、紫苏叶、白芥子、莱菔子、瓜蒌仁、枳壳、茯苓、枇杷叶、百部、浙贝母、甘草、生姜等。

“诸子皆降”，先生尤喜用紫苏子、白芥子、莱菔子、杏仁、瓜蒌仁等子仁之类。上述“三子”即三子养亲汤，《成方便读》谓主“气实痰盛”，此与“二仁”相合，作为辨证方中的核心药物用治肺降不及，痰壅气逆导致的咳证，每每药达病所，效若桴鼓。若痰白清稀，口淡多涎，喜热饮，胸脘满闷，畏寒怯冷，舌淡苔白滑，脉沉弦紧，缘乃冷饮迫肺，加干姜、桂枝、细辛等温里散寒化饮；痰黄黏稠难咯，胸宇灼热，燔燎不已，口干咽燥，喜凉饮，舌苔黄腻质红，脉来滑数，必系热痰阻肺，增知母、芦根、鱼腥草诸品清热化痰。

（2）肃肺降逆平哮法：先生反复申述哮证的形成与痰相关。一旦痰留肺系，结成窠臼，沉潜不去，遂成宿哮“夙根”。良因恰值季节递换，气候突变，邪风裹挟花粉、雾霾、烟尘、异味气体，或进食海膻蟹虾之物，或情志失调；过度劳役诸诱因，暴然之间引起宿痰上泛，致金令不展，清肃失司，肺气壅滞，气道挛急狭窄，通气不利使然。往往表现为喘憋气促，喉咽如窒，痰鸣声高，喉声如哨，颜面灰滞，鼻痒流涕，喷嚏连连，咳痰清稀，或色白而如泡沫，或咯痰黄稠胶黏，排吐不利，胸膈满闷，脘痞胁胀，舌质淡苔白滑，或舌质红苔黄腻，脉象弦紧或浮紧，或浮数，或滑数等。先生悉投肃肺平金之品疏泄气机，或辅以宣散、涤痰之类，俟金气下行，气道畅通，遂哮恙得痊。

常用药物：杏仁、紫苏子、半夏、陈皮、瓜蒌仁、茯苓、桑白皮、马兜铃、枳壳、厚朴、椒目、麻黄、皂荚等。

先生每于哮吼暴作阶段，方取半夏、陈皮、椒目下气挫逆，麻黄散邪宣肺，皂荚祛涤顽痰，以此五药组伍于相投方中，奏效尤捷。惟麻黄独擅开腠理、透毛窍，外开皮毛之郁闭，其发汗力颇强，以致有医者于哮证汗出时畏其峻汗开表，弃而不用。实际上哮证发作，每见气息急促，大汗如雨，此喘定则汗止，绝非正元欲脱，故顽哮汗出并不忌麻黄。是以先生很赞佩王旭高所说哮喘“肺气之内闭者，往往反自汗出”，“用麻黄是开达肺气，不是发汗之谓”。若咳痰稀白，面色晦暗，唇吻青紫，背凉脊冷，口不渴，舌淡苔白腻，脉弦紧，堪乃寒痰久伏，胶结不去，宜散寒涤痰，加蜀椒、艾叶、肉桂等；咯痰黄稠，面色潮红，烦扰不安，口渴引饮，舌红苔黄腻，脉象滑数，显因痰热内蕴，壅遏于肺，须清化痰热，应添石膏、浙贝母、白毛夏枯草等；设哮喘持续状态，呼吸加快，痰液变稠，形成“痰栓”，反见哮鸣音不显，虽觉喉间有痰，但咯吐不爽，亟增葶苈子、白芥子、僵蚕、蝉蜕、地龙、全蝎等豁痰散结，兼以泄风解痉，缓解邪势。

（3）肃肺降逆定喘法：咳、哮等肺系病证失治、误治，酿成阻塞性肺疾，发生呼吸困难，上气喘息颇为常见。盖因宿痰痼结，壅遏于内，猝遇贼风感袭、饮食失慎、劳作形苦，内外相因，引动痰浊上迫，痹阻肺野，气机膹郁，肃降无权，息道不利，是以出现气息迫促，声高息涌，胸宇窒闷膨满，甚则胸盈仰息，或张口抬肩，摇身撷肚，倚坐床头，不得平卧，咳痰清稀，或痰多白沫，或痰稠色黄，咯吐不利，舌质淡苔白滑腻，或舌红苔黄腻，脉弦紧或弦迟，或滑数等。治疗时先生力主肃降肺野，导气下行大则，冀金脏得展，清肃当令，于是吐纳自调，气顺喘平。

常用药物：葶苈子、杏仁、紫苏子、白芥子、莱菔子、枳实、旋覆花、桑白皮、瓜蒌皮、瓜蒌仁、厚朴、茯苓、桃仁、当归等。

对于气迫于肺，喘促举发，先生必用葶苈子配合桃仁泥，佐以苦杏仁、桑白皮、旋覆花之类。其中葶苈子乃“披坚执锐之才，以成捣穴犁庭之绩”，“上行入肺”（《本草正义》），泻肺定喘，走气分；桃仁“性善破血，散而不收，泻而无补”（《本草经疏》），“降肺气”，“止咳平喘”（《中药学》），入血分。二药合裁，气血两图，可在通调肺气、改善血运中迅速恢复太阴清肃之令，俾喘定病痊。治肺需活血，历代贤哲在主治肺系疾患方剂中佐以疏化瘀血者屡见不爽，如苏子降气汤中之当归、金沸散中之赤芍、韦茎汤中之桃仁等俱是也。若痰白清稀或多沫，面色青灰，口淡不渴，手足清冷，舌淡苔白滑腻，脉弦迟，为寒饮射肺，应予温里散寒，通阳化饮，加制附子、干姜、肉桂等；痰黄而胶稠黏腻，呛咳不爽，面赤口渴，烦扰不安，舌质红苔黄腻，脉滑数，乃痰热壅肺，务须参合清金泄热化痰之类，酌增黄芩、射干、金荞麦等。

二、益肺健脾补肾法乃论治咳、哮、喘正元不足病机的重要法则

1. 组法立论依据

补肺健脾益肾法在治疗咳、哮、喘经久不愈、正元日虚病证中之所以发挥着举足轻重的作用，先生指出堪与肺、脾、肾生理功能失常引发的病理变化密切相关。盖“肺者，气之本”（《素问·六节藏象论》），通过肺的呼吸调匀，不断吸进清气，呼出浊气，实现体内外清浊之气的交换，则气的生化来源充裕不衰，从而维持肺有节律的呼吸运动和主司一身之气的生成及运行；脾主运化，吸收谷精，为精、气、营血生化之源，是以脾元充裕，“气和而生”，肺金受益，则主司呼吸的功能正常，同时脾转输水精，普滋一身，且及时地把各组织器官利用后的多余水分输运至肺、肾，变生汗、尿排出体外，防止水液在体

内停聚而产生湿、痰、饮等病理产物；“肾者主水”（《素问·上古天真论》），肾阳乃人身阳气之本，贯通上下，煦达内外，化气行水，推动和调节水液的运行，再者肾系封藏之所，具纳气下行效应，由肺吸入的清气必赖肾的摄纳潜藏，维持其深度，不致发生呼吸表浅，始利气体之交换。验之临床，一旦肺气虚耗，治节失伸，呼吸异常、脾运渐衰，转输无力，清津不布，聚湿成痰、肾阳衰减，蒸化乏权，水液停聚，凝积为饮，并及吸入之气不能下纳，气浮于上，肾不纳气，从而导致咳、喘、哮鸣经年累月难瘥者屡见不鲜。

对此，先生每循补肺、扶脾、温肾立法，认为肺脾肾复调无恙，则脉症消遁，疾自告愈。然而方药组遣务必根据辨证论治精神，相应地配伍有关法则，随机化裁，以提高疗效。

（1）配合祛除痰浊：肺元不足，主气无能，津乏布散，或脾气久虚，乏于运化，水湿蓄聚，抑或肾阳虚衰，气不化水，浊水内停，均可变生痰浊，上犯气道，致肺失宣肃，呼吸不利，引发咳、哮、喘逆。先生强调此时益肺、健脾、温肾虽说是蠲除痰浊的治本之举，舍此别无良法，可是一味补益忽略治痰，亦绝非唯一良策，务应调补肺、脾、肾与涤化痰浊如紫菀、前胡、川贝母等同步而施，俾本固标解，虚复痰去，堪乃最佳方案。

（2）配合滋肾育阴：肾为水火之宅，阳生于阴，阴根于阳，肾阳与肾阴之间有着密切的关系，故在疾病的演变过程中极易酿成阳损及阴或阴损及阳之变。先生告诫如果不明阴阳互根之理，纯投辛热刚燥诸剂，往往阳难得补且必消烁衰阳之根基。临床施治应于温阳补肾的基础上配合育阴填精诸味，如熟地黄、枸杞子、龟版等。扶阳不忘益阴，堪为治疗肾虚失摄，气不归原的不二法门。

2. 具体运用方法

（1）补肺健脾止咳平哮定喘法：肺元日损，金衰气耗，致津凝成痰，留积肺系，气道受阻，呼吸不利；中土虚衰，运化失职，水精乏布，聚而为痰，且肺赖脾所运化的水谷精微借以充养荣润，设脾元一虚，气生无源，肺气随衰，宣肃失司，主要表现为久嗽缠绵，迁延不去，咳声低沉无力，咯痰黏腻或清稀，然必色白量多，喉中有轻微的哮鸣音，或喘促不宁，动辄尤甚，面浮肢肿，唇色淡白，脘腹胀满，食纳呆顿，少气懒言，自汗畏风，疲惫乏力，大便不实，反复感冒且每因气候猝变而诱发，舌淡有齿痕苔白腻，脉缓弱濡细等象。先生治必撷选补肺扶弱，健脾益气之品，此既可振奋肺气、脾元，诚系痰浊留滞的治本之举，又可通过补脾达到益肺的目的，所谓“补土生金”者即是指此。

常用药物：党参、白术、黄芪、甘草、五味子、冬虫夏草、山药、茯苓、半夏、陈皮、木香、砂仁、紫菀、前胡、浮小麦、糯稻根、白果、棉花根、向日葵花盘、生姜、大枣等。

这一肺脾气虚，痰浊内蕴之变，先生主以党参、黄芪、白术、五味子、白果、半夏、陈皮、向日葵花盘、棉花根等，着重甘温益气，固金补虚，培补中宫，燥化痰浊，则治无遗邪，奏效佳良。其棉花根、向日葵花盘二味，少则两许，重则半斤煮水滤液煎药，业成先生治疗咳、哮、喘用药一大特色。若咽干口燥，烦热颧赤，乃气阴交损，加沙参、太子参、麦冬等气阴两图；畏寒肢冷，便溏不止，系脾肾两虚，火不暖土，加附子、干姜、补骨脂等暖土补火，脾肾同理。

（2）益肺补肾止咳平哮定喘法：肺气久虚，无力主气，气道功能低下，穷必及肾，肺肾交损，肾元消削，往往在引发痰饮内蕴，上犯息道之际，出现不能纳气归原，气失摄纳而浮逆于上病理变化。证见咳逆上气，经年不愈，反复发作，咯吐痰涎，色白量多，清稀如水，或不咳而痰出如涌，喘促气短，动则尤甚，呼多吸少，声低息微，气不得续，喉中痰鸣如鼾，或偶闻哮鸣音响，头晕耳鸣，面浮跗肿，心悸不宁，动辄汗出，少腹拘急不仁，腰膝酸软，畏寒足冷，小便短少，大便溏薄，舌淡苔白腻，脉微细或沉弱等。先生治宗益气补肺，温肾助阳，俾治节伸展，气有所主、肾阳复振，气化水行，痰饮得去，逆气归原，于是咳宁哮平，喘促自定。

常用药物：补骨脂、淫羊藿、巴戟天、山茱萸、制附子、肉桂、山药、人参、黄芪、五味子、冬虫夏草、核桃仁、茯苓、泽泻、熟地黄、枸杞子、半夏、陈皮、细辛、款冬花、紫菀、紫河车、蛤蚧、紫石英等。

其金水交病，肺肾两虚，痰凝饮聚，虚而夹实，先生常与制附子、肉桂、补骨脂、淫羊藿、五味子、黄芪、人参、冬虫夏草合以款冬花、紫菀、葶苈子之类，温肾益肺，蠲痰涤饮，力求补而不壅，扶正固本勿忘痰滞饮聚，俾伏恋之邪全然清彻。至于病势平缓，先生常改投散剂，小量轻投，酌予补骨脂、淫羊藿、黄芪、紫河车、巴戟天、核桃仁、红参、五味子、紫苏子、白芥子、莱菔子、蛤蚧等研末服之。一般每服二二料，咳、喘、哮吼辄愈大半，再稍事调理，临床诸症恒可逐日缓解。若疲惫不堪，咽干口燥，手心时热，夜卧盗汗，系阳损及阴，阴精亏损，加生地黄、天冬、黄精等育阴滋液；鼻煽口张，面青唇紫，头汗如雨，发润衣湿，端坐不能平卧，为阳气暴脱，呼吸衰竭，重用人参、制附子，增甘草等回阳固脱。

王槐三治疗胃脘痛的临床经验

胃脘痛，亦称胃痛，往往伴发痞满、恶心、呕吐、嗳气、嘈杂、吞酸、呃逆、吐血、黑便诸多见症，在消化系统病变中几居首位，且发病率日趋增高，严重危害广大病患者健康。先生根据多年临床实践，认为胃脘痛良由素禀薄弱、外邪侵袭、饮食失宜、情怀不畅、劳倦内伤等多种因素所引起，从而发生暴痛、久痛、剧痛、隐痛、胀痛、刺痛、灼痛、冷痛、挛痛等不同征象。兹将先生诊治胃脘痛的丰富经验整理于下。

一、穷究机因，把握要点

1. 分辨脏腑：先生认为胃脘痛病位虽在胃腑，但与肝、脾的关系甚为密切。肝属木，性喜条达而恶抑郁；胃属土，乃仓廪之官，多气多血之腑。若肝疏泄恒常，气机和通条畅，则协助胃浊通降下泄，所谓“土得木而达”（《素问·宝命全形论》）。一旦肝木横逆，木土相乘，必见中脘攻撑作痛，胸胁满胀等等。再者，胃与脾以膜相连，胃主受纳，腐熟水谷，以和降为顺；脾司运化，转输谷精，以升运为常。二者在生理上相互配合，同为后天之本，而在病理中却互为影响。设因中土不振，脾乏健运，每每胃脘隐隐而痛，绵绵不休。

2. 细察气血：先生强调胃痛有在气在血之辨。凡病变初起，既痛且胀，痛处不定，时作时止，聚散无形，显为病属气分；如果经久不愈，病程绵长，持续刺痛，痛有定处，固着不移，则为病在血分。然有胃疾反复发作，气机郁滞，血失气运，乏于流畅，胃络瘀阻，出现气滞血瘀者亦屡见不鲜。

3. 详审寒热：先生曰寒热形同水火，脉症判若霄壤。故热郁于内，通降乏和，恒见胃脘灼痛不已，恶暖喜凉，遇热加剧；猝受外寒，或中寒内生，一般表现为暴然剧痛，抑或隐隐作痛，喜暖畏凉，遇冷益甚。不过，亦有时邪外感，表证未撤，汗、下杂施，伤及中宫，寒自中生，而表邪化热，由表及里，趁之陷入胸次、胃口，聚结心下，变生寒热杂糅见证。

4. 明析虚实：先生深刻阐析胃痛有虚实之异，形质殊有不同。设里实壅积，未得疏化，多见于体壮新疾，胃痛暴作，饥时痛减，餐饱痛增，按压益甚，应用补益无效病例；脾元内伤，中虚不运，则恒见于禀弱久病，来势悠悠，痛处喜按，饥时痛著，纳后痛减，施投攻泄增剧患者；脾胃自衰，或久患中虚胃疾之人，摄养不慎，饮食偏嗜，恣进辛热炙煿、膏粱肥甘之物，由是热蕴中焦，邪实内结，形成虚实互夹之变者亦不乏见。

二、循机而治，以“通”为要

先生强调治疗胃脘痛务以“通”为基本大法，然而这里所说的“通”，乃通过蠲除病邪，通调胃腑，而达到“通则不痛”之目的，亦即“谨守病机，各司其属”，究其病之所在以治也。

1. 寒邪犯胃，中阳被遏，是以温散胃寒则是通。证见胃疾暴作，拘挛掣痛，畏寒喜暖，得热痛减，遇冷益甚，口淡纳呆，泛吐清涎，肠鸣辘辘，大便稀溏，小便清长，舌质淡苔白腻，脉沉弦或弦紧等。亟予高良姜、吴茱萸、丁香、花椒、荜澄茄、香附、木香、荜茇、陈皮、甘草等。方中高良姜配香附，即良附丸，几成寒凝气滞胃痛之专方，先生应用时必加吴茱萸与木香，吴茱萸佐高良姜，木香佐香附，四药联用，以强化药效，奏效尤捷。如外寒束表，恶寒发热，每加紫苏叶、生姜等以疏表散寒；里寒未除，而表郁化热，寒热夹杂，心下痞满，口干而苦，小溲短黄，则加半夏、干姜、黄芩、黄连等法半夏泻心汤意，辛开苦降，寒温并调。

2. 热郁中焦，胃乏通降，于是清疏郁热乃是通。证见胃脘灼痛，时作时止，痞硬拒按，或并见胸骨后烧灼样疼痛，恶心嗳逆，口苦咽干，烦扰不安，溲黄便结，舌红苔黄厚腻，脉弦滑或滑数诸候。选遣黄芩、黄连、大黄、栀子、蒲公英、败酱草、七叶一枝花、枳实、厚朴等。先生每以“三黄”配以栀子、蒲公英，苦寒清泄，直折其热。如邪湿内蕴，热与湿合，湿热阻胃，口苦黏腻，粪便溏臭，易生大黄为炒大黄，其焦大黄几无泻下之功，再增藿香、佩兰等，以芳香化湿取效甚捷。

3. 宿食停滞，纳运失职，则消导食滞乃是通。证见胃痛拒按，脘腹饱胀，嗳腐吞酸，恶心欲吐，吐后稍缓，食纳不思，得食加剧，矢气酸臭，大便不爽，舌苔厚腻，脉象滑实等。酌予炒神曲、炒山楂、炒麦芽、莱菔子、鸡内金、鸡矢藤、谷芽、半夏、陈皮、木香、槟榔等。其中炒神曲、炒山楂、炒麦芽，称曰“焦三仙”，是治疗食滞胃脘的主要药物。不过，先生告知山楂酷酸甘甜，益助其酸，若酸水腐沫泛吐不已者，当以莱菔子代之。如胃阳素盛，积食蕴热，口苦黏腻，烦渴便秘，加大黄、黄芩等泻热导滞；禀体胃弱，食滞冷积，泛吐清涎，便溏不畅，加藿香、砂仁等以暖中行滞。

4. 肝气郁逆，气机阻滞，而疏解肝郁即是通。证见胃脘胀满，攻撑作痛，牵及两胁，且每因烦闷恼怒而痛作，胸际窒闷，时欲太息，嗳气频频，舌淡红苔薄腻，脉来而弦。主以柴胡、香附、木香、枳壳、陈皮、青皮、八月札、川楝子、沉香曲、佛手、白芍、甘草、生麦芽等。先生反复强调情志不遂，肝木内郁，疏泄失职，每每影响胃脾的受纳腐熟、磨化水谷，引发胃痛，故素有“理胃必须治肝”“治肝可以安胃”“善治胃者，不治胃而治肝”的说法。俟肝复疏通畅泄，气机通达，于是愆度自调，胃疾遂安。考前哲通过疏肝以治胃痛的方剂甚广，如四逆散（张仲景）、金玲子散（《圣惠方》）、柴胡疏肝散（张景岳）、痛泻要方（刘草窗）、抑木和中汤（费伯雄）、加味左金丸（费伯雄）等等。此之施治先生悉用四逆散加香附、木香二味。其香附“利三焦，解六郁”，“乃气病之总司”（《本草纲目》）；木香“和胃气……疏肝气”，“管一身上下内外诸气，惟推其功”（《本草汇言》）。如气郁化火，性情急躁，嘈杂泛酸似醋浸心，剑突下或胸骨后阵阵灼热，或进食时胸骨后痛势加剧，则加栀子、黄连等清肝泄热，或法左金丸意，稍佐吴茱萸辛散开郁，并加海螵蛸、瓦楞子等和胃制酸；郁火伤阴，口干咽燥，手心时热，可加生地黄、龙胆草等，以养阴清郁。

5. 瘀血留着，胃络受阻，则活化瘀凝即为通。证见胃痛拒按，如针刺刀割，牵及后背，食后痛甚，痛处固着不移，舌紫暗或有瘀斑瘀点，脉象涩滞。务予蒲黄、五灵脂、丹参、延胡索、当归、川芎、姜黄、郁金、莪术、乳香、没药等。先生每取蒲黄、五灵脂即失笑散与丹参、延胡索联用，谓此四味促进血运，化除瘀滞，复使凝瘀活化，脉络通畅，然并无攻逐破泄，耗损正元之虞，俾瘀结的血脉恢复其原有的活动流通，于是通则不痛，胃痛遂平。其失笑散中蒲黄，《太平惠民和剂局方》载需“炒香”，先生认为炒则效减，改投汤剂惟生用包煎效验尤强。同时，先生申说气虚鼓动无力，引发血行迟缓，蓄积酿瘀者屡见不鲜；反之，瘀凝既久，血运不畅，气乏载运，气的生化功能减退，变生血瘀气衰之变者亦不乏见。凡此，均当在化瘀活血的基础上配以扶虚益气之人参、党参、黄芪等。至于人参与五灵脂合用，前贤有“相畏”之说，其实二药相投，益气活血，相得益彰，可放胆用之；如瘀凝络道，血不循经，溢于脉外，发生呕血、黑便，应增三七、白及、仙鹤草、伏龙肝等，以止血和络；设若血脉散逸不收，横决莫制，亡血脱气，气随血脱，面色惨白，冷汗淋漓，吐血频频，大便如柏油样，务必重用吉林参或高丽参等益气固脱，积极救治。

6. 中阳虚亏，运化无力，设温运脾阳即是通。证见胃脘隐痛，绵绵不休，喜按喜温，遇冷加剧，得食痛减，空腹痛甚，餐后饱胀，口淡纳呆，泛吐清涎，四末欠温，神情委顿，大便溏薄，舌质淡苔白腻，脉沉细弱等。先生每遣党参、白术、干姜、甘草、茯苓、木香、苍术、益智仁、砂仁、半夏、陈皮、粳米等。方遵理中汤合香砂六君子汤等化裁组合，共奏甘温健运、燥湿升清、暖培卑监之功。如泛酸阵阵，喉间略觉嗳噫遂有酸水如醋浸心，嘈杂不堪，加海螵蛸、瓦楞子、鸡蛋壳、浙贝母等和胃抑酸；阳气乏于固摄，血溢脉外，黑便隐隐，加黄芪、三七、白及、伏龙肝等固摄止血；中虚之体，嗜食辛热炙煿，燥化成实，酿成虚实相合之变，腹满拒按，大便闭结，应加炒大黄、莱菔子等，导泄里实结滞。

7. 胃阴不足，腑失濡润，此滋濡胃阴乃系通。证见胃脘隐隐灼痛，得食痛减而痞满反甚，口燥咽干，渴不多饮，饥不欲食，时时干呕，五心烦热，大便秘滞，舌质红苔薄黄而干或光剥少苔，脉象细数等。投以生地黄、北沙参、麦冬、石斛、玉竹、白芍、甘草、火麻仁、山楂等。先生每在应用地黄、沙参、麦冬、石斛等育阴濡润的同时，往往配合竹茹、陈皮、佛手、八月札等轻灵流动之品，以悦中和胃，拔动胃气，防止阴柔滋腻。设里热内郁，烦渴引饮，加知母、天花粉等清滋生津；胃阴残薄，干涸乏濡，呆滞不灵，食纳弥减，不饥不食，加乌梅、木瓜等助酸开胃。

三、晨起引吐，堪奏奇功

先生论治胃脘痛，力倡引吐一法。几十年来，应用引吐法屡获殊功，其中大多数是安徽省合肥地区农民。由于此法操作简便，痊愈之后每每口耳相传，是以相关病例不下千人。先生32岁时患胃痛，持续3年余，泛酸嘈杂，嗳气呕逆，每餐仅食半小碗，稍多食一口即脘腹作饱，瞋胀不堪，形体瘦弱，服药虽得痛减症缓，然停药后若饮食失宜，则证情复作。先生遂停药采用此法，引吐半年，病平体健，胃痛悉除，泛酸嗳逆消失。

1. 引吐法的运用范围：凡病变初起，或反复发作，迁延不愈，表现为胃脘疼痛，复伴泛酸阵作，喉间略感嗳噫即有酸水如醋浸心，嘈杂不堪，或时时泛恶，漾漾欲吐，所吐乃酸涎腐沫者，皆可采用本法。

2. 引吐法的操作方法：每日清晨起床后，尚未饮水进食，应用洁净的牙刷柄或木、竹筷压住舌根，反复刺激喉咽，随着“哇哇”连连，把积存胃内的腐酸秽涎尽吐而出。每次时间根据引吐的具体情况而定，一般吐至头额津津略润，似有微汗即止。必须每日1次，切勿中断。通常引吐2周迄月余，有的患者则胃痛锐减，反酸嘈杂症候缓解。坚持半年至1年，绝大多数病人脘痛悉除，病体康复。

3. 引吐法的效验机理：众所周知，胃酸虽为维持正常消化功能所必不可少的成分，但也是饮食失宜，如暴饮暴食、饥饱不均引发高酸酿成胃脘疼痛的成因之一。如消化性溃疡在其损害因素中，胃酸-胃蛋白酶，特别是胃酸的作用即占重要地位。

兹已明确胃酸是由乙酰胆碱、胃泌素、组胺刺激壁细胞分泌的。这种刺激因子分别通过壁细胞膜上的乙酰胆碱受体、胃泌素受体和组胺 H_2 受体结合而使壁细胞分泌胃酸。由于高酸分泌，损害黏膜构成了致溃疡因素，因之产生胃脘疼痛，绵绵不已，反复发作，所以有“无酸不溃疡”之说。先生提出有规律地刺激舌咽神经末稍，能反射性兴奋延髓呕吐中枢，引起胃肠平滑肌逆向运动，贲门开放，导致吐逆，顺势将停留胃内的酸水腐涎随之一并排出，防止胃黏膜损伤，达到蠲邪愈疾之目的，这与运用抵抗胃酸、抑制胃酸分泌的口服药物堪有异曲同工之妙。进而言之，本法的作用并不局限于吐出腐秽酸沫，其通过规律性地涌吐引起呕吐中枢兴奋，能间接促进大脑皮质和其他中枢兴奋，从而激发机体细胞免疫功能，改变器官状态，避免胃腺分泌和运动机能的失调以及胃壁的营养不良，促进胃黏膜血循环，增强胃黏膜的防御能力。所谓“一吐之中，变态无穷”，即利用呕吐这一逆向运动，造成急速上行的力量，开通郁结，疏导凝滞，遂在气机条达、内脏安和的基础上维持人体内环境的统一和稳定，使机体处于发展变化的动态平衡之中。

业已悉知进食之后通过神经和体液的作用，开始分泌酸性胃液，尤其是不恰当的饮食刺激，胃酸分泌遂达高峰，可是由于食物本身对胃液的稀释和对胃酸的缓冲，胃内实际酸度并不高。明乎此，悉知进食后施以引吐是不合适的。一般而言，空腹时胃液分泌量相对少一些，然此时饮食物已从胃内基本排空，又未饮水进食，所以施行引吐则极有利于将酸涎腐沫一哇而出，更不会涌出咀嚼吞咽后之食糜，故胜于其他时间引吐。有的病者每于胃痛剧烈时涌出酸水数口，遂觉胃痛平缓，但终不若每日早起有规律地引吐大量的酸涎为佳。

王槐三治疗痹病（风湿病）的临床经验

痹病——风湿病，涵盖风湿性关节炎、风湿性肌炎、类风湿性关节炎、痛风性关节炎、骨性关节炎等等，是一组以肌肉、筋骨、关节发生疼痛、酸楚、重着、肿大变形、僵直拘挛、活动障碍的病证。此类患者病程缠绵，日久难愈，最终往往淹蹇床第，几成废人，发生极大的痛苦和不幸。先生通过长期临床实践，对痹病——风湿病的治疗积累了丰富经验，形成了自身独特的诊治方法。兹择其要者分述于下。

一、参酌因机，随宜而治

先生论痹等同风湿，痹病可概称风湿病，其依据有二。一是风湿系致痹之因。由于风湿感袭，迁延不解，引起经脉壅闭、气血阻滞而成痹。二是理遵仲景所述。《伤寒论》第174条谓："风湿相搏，身体疼烦，不能自转侧……桂枝附子汤主之；若其人大便硬，小便自利者，去桂加白术汤主之。"第175条曰："风湿相搏，骨节疼烦，掣痛不得屈伸，近之则痛剧……甘草附子汤主之。"此取桂枝祛风、附子逐寒、白术燥湿。以药测证，显属风寒湿邪痹阻经脉骨节引起的"三气杂至，合而为痹"（《素问·痹论》）的"三痹"证。可是仲景并未遵《内经》旨趣称曰风痹、寒痹或湿痹，而径书"风湿相搏"病证！由是足见痹病不仅可直曰风湿，且提示风湿内涵颇广，即使风、寒、湿邪夹感亦可谓“风湿相搏”矣。至于“三痹”证，先生曾反复指出后世根据《素问·痹论》所说的“风寒湿三气杂至，合而为痹，其风气胜者为行痹，寒气胜者为痛痹，湿气胜者为著痹”之论，凿分风痹、寒痹、湿痹以治，值得商榷。无论其发病成因、证候分类、临床表现等都难截然划分，实际上“三痹”均属于寒凝类痹病，所以程国彭《医学心悟》创立著名的蠲痹汤统治风、寒、湿痹。鉴此，先生详参因机，细析脉症，将风湿类痹病列分寒凝痹、热蕴痹、痰瘀痹、虚损痹四证辨治，颇切临床实际。

1. 寒凝痹：久居严寒潮湿之地，或雪天露宿，水中作业，疏于保暖防范措施，或劳汗当风，触冒雾露，涉水淋雨诸因，以致风寒湿邪感袭人体，注于经脉，留着骨节，气血阻闭而形成痹病。

证见肢体关节、肌肉疼痛、酸楚，游走不定，或痛有定处，如刀割针扎，局部皮色不红，触之不热，遇寒加剧，得暖稍缓，或酸痛重着，肿胀麻木，固着不移，手足沉重，活动不便，舌淡苔白腻，脉弦紧或濡缓等。治当祛风散寒，除湿通络，主以制川乌、制草乌、制附子、羌活、独活、防风、白芷、细辛、麻黄、桂枝、青风藤、海风藤、寻骨风、苍术、白术、威灵仙、徐长卿、甘草、生姜、大枣等。

先生强调大凡痹病初起，邪气方盛之际，亟当择选功专力宏，走而不守，长于蠲邪诸品，直捣病巢。所谓宿邪宜迂回缓攻，新邪当迎面直折，力求摧陷廓清，扫荡无遗，迅速地消除病因病原，杜绝病邪的深入和传化，截断疾病的自然发展和迁延。毋庸置疑，乌、附是治疗寒凝痹的有效药物，乌头为毛茛科乌头属植物的干燥母根，附子系乌头块根上附生的块状子根，凡由四川栽培者名川乌，而各地野生者称为草乌。乌头、附子味辛，性热，有大毒，草乌毒性尤强，三药气雄性悍，燥烈迅发，具有通闭开散，温经解凝效应，用治外邪感袭，阴寒偏盛引起的寒凝痹，恒可应手取效。不过，依据先生经验制附子常用于虚损痹，而寒凝痹必选制川乌配合发越阳气、畅达营卫的麻黄、桂枝以搜剔踞经入骨之风湿寒凝；其游走疼痛添徐长卿；痛处固着沉重补茅苍术；剧痛不已增制草乌。先生在选投此类核心药物的基础上常辅以横行肢节、无处不到之青风藤、海风藤、寻骨风之类；若病情缠顽、反复不愈，先生每于诊治方中加当归、川芎、姜黄、延胡索、木香、乳香等，藉以疏利经脉，宣痹定痛。凡此，几成先生论治寒凝痹的专方专药。

乌、附治痹，应用不当，祸不旋踵；投之合宜，胜若金丹。先生用此乃以舌脉为凭，认为只要舌非红绛黄燥，脉非浮数洪大滑实，凡舌质浅淡、暗淡、淡紫、暗紫，脉来沉伏涩滞细弱俱属适应症参考指征，确保无虞。先生组遣乌、附通常从小剂量开始，逐渐增加，以知为度，得效递减，成人每日拟用4.5～15g，短时间内增至24g，都属安全范围。切忌峻药猛投，药过病所，发生意外。需要注意的是，有的患者服后引起“身如痹”状，即发生唇舌、肢体麻木不仁，甚则药尽出现昏晕眼花，目不欲睁的“冒状”，前贤多从“药不瞑眩，厥疾弗瘳”（《尚书·说命》）立论，阐析药力作用于肌肤，欲除风湿尚未得除的表现。然而临床上也有可能是应用大剂量乌头、附子的毒副反应，果是，必须速减其量。

2. 热壅痹：夏末秋初，雨湿良多，天暑下逼，地气上腾，热蒸湿动，湿热并夹邪风，交织互感，或饮食不节，偏恣醇酒厚味，酿湿生热，冒受风邪，内外相合，或寒凝痹经久不愈，邪郁化热，遂引发风湿热邪壅遏经络、关节酿成痹患。

证见肢体关节焮红灼热，肿胀疼痛，触按尤甚，骨节不得屈伸，身热缠绵，汗出不解，渴不多饮，肢体困重，舌红苔黄腻，脉滑数或濡数等。治宜清热通络，祛风除湿，药予生石膏、知母、黄柏、黄连、黄芩、秦艽、防己、桑枝、豨莶草、忍冬藤、络石藤、海桐皮、老鹳草、臭梧桐、丝瓜络、薏苡仁、甘草、西河柳等。

先生认为热壅痹必从“热”字着眼，里热偏盛贯穿于病变始终，然有缓急之别。若出现身热烦渴等全身见症者，其病势急重自不待言，务以寒凉清泄为主，顿挫邪势，重剂频投，逐邪务尽，以免治留余邪，缠绵不愈。若仅见骨关节红肿灼热疼痛者，其病情属于相对静止阶段，自应参酌风、湿、热邪的具体情况，斟酌轻重，随宜治之，务使邪去而正毋伤。若关节剧痛难忍者加寒水石、漏芦、虎杖等；灼热如焚，或身热夜甚者加生地黄、板蓝根、牡丹皮等；午后低热者加银柴胡、青蒿、地骨皮等；咽喉肿痛者加桔梗、山豆根、射干等；口干燥渴者加天花粉、麦冬、芦根等；脘闷呕恶者加藿香、佩兰、竹茹等；心悸不宁者加太子参、麦冬、五味子等；手足抽掣者加天麻、钩藤、石决明等；大便秘结者加大黄、芒硝、玄参等；小便短赤浑浊者加滑石、白茅根、车前子等。

亦有邪热蕴蒸，不得清解，经脉气血闭阻不通，仅用寒凉清热难以开其络痹，先生于遣石膏、知母、黄连、芩、柏之际，视其邪势轻重，则分别佐投桂枝、白芷或川乌、细辛两组药对，入营达卫，温经开痹，遂迅即痛减肿消，关节活动自如。

3. 痰瘀痹：风湿侵袭，羁留不去，流注于经脉络道，影响津、血的环周往复，畅达流通，以致津凝不化，聚结成痰、血滞乏运，停积酿瘀。一旦痰、瘀萌生，一则交相互结，再则复与淫邪胶结相合，深入经隧、骨骱之中，引发痹病。

证见肢体关节疼痛，状如针刺，时轻时重，入夜尤甚，迁延不愈，局部肿胀，皮色黯黑，顽硬不消，或骨节变形，强直僵硬，或皮下结节丛生，舌暗红或淡紫，或有瘀点瘀斑，苔白腻或薄黄，脉细涩或弦涩等。治应祛瘀消痰，通络蠲痹，药选当归、川芎、赤芍、白芍、红花、桃仁、白芷、威灵仙、青风藤、伸筋草、寻骨风、松节、路路通、蚕沙、海风藤、白芥子、天南星、甘草等。

先生说痰瘀内伏，与风湿之邪胶固不解，往往证情深重，病程冗长，前贤称“顽痹”“尪痹”者即是指此。临床必须胸有成竹，总览全局，审因察证，针对病机，守法守方，徐徐图功。切勿胸无定见，一看昨投未效，今即轻率更法转方，以致前功尽弃，功败垂成。

先生治痰瘀痹盛赞白芷、川芎二味。白芷“上行头目，下抵肠胃，中达肢体，遍通肌肤以至毛窍，而利泄邪气”（《本草汇言》），宣导贼风，燥化湿浊；川芎上行巅顶，下通血海，旁达四肢，走而不守，疏血中气滞，消气中血瘀，化瘀立通，理滞最速。二药温通透达，能行能散，搜风逐湿，廓痰除瘀，畅达气血，无处不至，洵为治痹之妙偶，具有定痛、消肿、舒缓僵挛、促进骨质生成和修补佳功。至于涤化痰浊如半夏、陈皮、皂荚、天竺黄、贝母、海藻、白附子、黄药子、山慈菇、竹沥等，活血消瘀如三棱、莪术、乳香、没药、血竭、鸡血藤、丹参、川牛膝等，更有非草木之品所能宣达，须藉助虫蚁之类窜透“搜剔”，“通络追拔”，方使瘀化凝开，如蜈蚣、全蝎、水蛭、蜂房、䗪虫、地龙、虻虫、蜣螂虫、穿山甲、白花蛇、蕲蛇、乌梢蛇、僵蚕等，均可凭症据脉，随宜择用。

4. 虚损痹：禀体素弱，腠理空疏，淫邪尤易入侵；既病之后，又无力逐邪外达，于是风湿合邪得以逐渐深入，久留经脉，耗气劫血，导致正虚邪恋，久痹难瘥。

证见肢体关节疼痛，时轻时重，昼夜不休，日久难愈，负重或劳累后痛势益甚，局部微肿，或肿大僵硬，强直变形，不得屈伸，肌肉萎缩，时时惊掣跳动，弯腰驼背，步履艰难，或卧床不起，面色黄晦，气短乏力，形体瘦弱，舌淡苔薄白或薄黄，或无苔，脉虚弱或细数等。治宜补虚扶正，和络蠲痹，药遣黄芪、党参、白术、当归、白芍、熟地黄、山茱萸、续断、杜仲、甘草、丹参、五加皮、木瓜、鸡血藤、威灵仙、鹿衔草、千年健、桑寄生、石楠藤、生姜、大枣等。

先生强调邪气外袭，客留不去，深入经隧骨骱，迁延不愈，势必消剥正气，终致气血阴阳交亏，络道闭阻之变，前贤称之“虚痹”。此际审形认证，制定方药，均需有方有守，循法进退，刻刻不忘补虚扶正，处处从整体着眼，调益阴阳气血，参以通利机关，和络除痹诸味，俾正元充裕，一则可“再振根基”，达邪外出；再则可杜邪从外而入，不致复感于邪。否则，若不顾其虚，一味逐邪，则去者自去，来者复来，何有愈期？总之，顾正培本，扶掖正气，发挥机体的自卫机制和自稳状态，增强其抗病袪邪能力，确乃治疗虚损痹的重要途径。

其若偏于气阳虚衰，骨节痛如锥钻针刺，患处喜暖喜温，形寒肢冷，小溲清长，或夜尿频多，大便溏薄，先生每于辨治方中辅予制附子、肉桂、补骨脂、沙苑子、仙茅、巴戟天、淫羊藿、鹿角胶之类；偏于阴血亏损，关节痛若刀割虎啮，局部喜凉畏暖，咽干口燥，五心烦热，小溲黄热，大便秘滞，先生则酌选生地黄、玄参、枸杞子、石斛、何首乌、玉竹、黄精、龟版胶等相投之。对于虚痹晚期，病情胶着，发生阴阳交损者，先生每每启迪道：虽说气阳虚者宜温补，然而阳根于阴，阴根于阳，阴阳互根互用，一旦阳气耗伤，阳损及阴，必于益气扶阳方中稍佐生地黄、何首乌、当归诸滋阴养血之味，是以阳有所依，气有所归，令阳得阴助，生化无穷，复藉阴柔诸品而制阳刚燥烈之性。否则，惟选纯阳益火之味，不仅阳难得补，且必消烁已损之阴血而竭衰阳的根基；再者阴血亏者当清补，可是阴伤不复，阴损及阳，务在补阴养血药中略增助阳益气如制附子、鹿角片、黄芪等，使阴有所化，血有所运，俾阴得阳升，泉源不竭，并可凭借阳运各味以制阴凝滋腻之性。反之，此若专遣纯阴至静诸味则阴无阳化，血无气运，已亏之阴血必难受益，更因过用寒滞阴凝遂致阴损益甚。设因虚羸不支者加红参、山药、太子参等；心胸疼痛者加丹参、三七、瓜蒌等；心动过速者加磁石、麦冬、苦参等；心动过缓者加补骨脂、仙灵脾、细辛等；动辄汗出者加五味子、龙骨、牡蛎等；夜寐少眠者加酸枣仁、柏子仁、夜交藤等；纳少腹胀者加木香、藿香、鸡内金等；大便燥结者加火麻仁、郁李仁、桑椹子等；大便稀溏者加山药、扁豆、补骨脂等。

二、倡用“引药”，推选藤类

先生十分重视“引药”的应用，“引药”乃指引经药而言。病有病所，药有药位，引经药即择选某些效验确切，以引导诸药直达病所之品。比如关节疼痛的部位有上、下之别，其见于颈、肩、臂、腕、指者而属上；腰、髋、膝、踝、趾者而属下。组方遣药若能根据具体病变部位选取相关引经之品，既能诱导大队药物径抵病所，发挥疗效，又能拔除某些突出症状，而迅速缓解病情。如上肢痛者加羌活、防风、桑枝等；下肢痛者加独活、五加皮、木瓜等；颈项痛者加葛根、白芷、川芎等；肩背痛者加姜黄、延胡索、徐长卿等；背脊痛者加石楠藤、千年健、威灵仙等；肘腕痛者加寻骨风、海风藤、伸筋草等；腰骶痛者加续断、狗脊、杜仲等；膝踝痛者加桑寄生、防己、川牛膝等；足底痛者加老鹳草、鸡血藤、萆薢等；指、趾痛者加松节、路路通、丝瓜络等；关节肿胀者加䗪虫、海桐皮、天仙藤等；关节僵硬者加乌梢蛇、僵蚕、蚕沙等；关节变形者加蜂房、鹿筋、鹿衔草等；骨质坏损者加自然铜、骨碎补、虎胫骨等；肌肉萎缩者加补骨脂、龟版胶、鹿角胶等；环形红斑者加生地黄、紫草、红藤等；皮下结节者加丹参、赤芍、苏木等。

茎藤类药物直达四肢，具有通经络、畅气血、利关节、止痹痛之功。先生治痹，妙用藤类，恒奏卓效。此类药物甚多，如青风藤、海风藤、丁公藤、忍冬藤、络石藤、千金藤、天仙藤、常春藤、鸡血藤、石楠藤、宽筋藤、丝瓜藤、青龙藤、青蛇藤、青骨藤、脱节藤、扶苏藤、大血藤（红藤）、白毛藤（寻骨风）、华千金藤（金不换）等等。先生明确提出临床在选用藤类之品时，或主或辅，何取何舍，应随证所宜。总的说来，凡寒凝痹者，应以辛温类为佳，如海风藤、天仙藤、丁公藤等均可据证择入；而忍冬藤、络石藤、青骨藤等属于苦寒清泄之类，故治疗热壅痹者主辅此类，恒可清利脉络，缓解疼痛。至于辛热类茎藤有时用治热壅痹者，乃取其通络宣痹或反佐之用，所以用量一般不宜太大，以防喧宾夺主，与法牴牾，与证不合。

三、巧制酒剂，缓中见奇

酒剂治疗风湿痹病，效验确凿。它是以白酒配合相关药物组合的药料，经过密闭浸泡一定时间，使药物中的有效成分充分浸出的一种剂型。然而不可大量频饮，只要长期少量缓缓饮用，遂奏蠲痹逐邪、通经畅络、活血散瘀、扶虚健体佳效。先生生平研制的酒剂甚丰，尤以治痹见长。如：

二活酒　羌活 60g，独活 60g，白酒 500ml。将羌活、独活洗净切碎，浸入白酒中，2 周后饮服。每次 10 ~ 20ml，日服2 ~ 3 次。

伸桂酒 伸筋草 60g，桂枝 45g，肉桂 45g，白芷 45g，寻骨风 60g，柽柳 60g，松节 60g，白酒 2000ml。将诸药洗净切碎，浸泡于酒中，4 周后饮服。每次 10ml，日服 3 次。

威灵酒 威灵仙 36g，寻骨风 36g，川芎 36g，白酒 500ml。诸药洗净，切碎，浸泡于酒中，2 周后饮服。每服10 ~ 20ml，日服 3 次。

三藤酒 青风藤 30g，海风藤 30g，鸡血藤 30g，钻地风 30g，五加皮 30g，路路通 30g，白酒 1000ml。将上药洗净切碎，与酒共装入瓦罐内，隔水蒸煮 1 小时，去药留酒。每服 30ml，日服 2 ~ 3 次。

羌防酒 羌活 30g，防风 30g，白芷 30g，柽柳 30g，当归 30g，五加皮 30g，肉桂 30g，川芎 30g，木瓜 30g，麻黄 30g，白酒 1000ml。上药洗净，切碎，浸泡于酒中，1 月后即成。每次 15 ~ 20ml，日服 2 ~ 3 次。

四乌酒 制川乌 6g，制草乌 6g，乌梅 6g，制首乌 6g，威灵仙 6g，蕲蛇 6g，大蜈蚣 6 条，甘草 6g，大青盐 6g，白酒 400ml。上药洗净切碎，浸泡于酒中，3 周后饮服。每次 5ml，日服 3 次。

桂附酒 桂枝 6g，肉桂 6g，制附子 6g，钻地风 6g，千年健 6g，鹿衔草 6g，石楠叶 6g，雪莲花 6g，白酒 400ml。上药洗净，切碎，浸泡于酒中，3 周后即成。每服 5 ~ 10ml，日服 3 次。

松沙酒 松节 18g，蚕沙（布包）18g，乌梢蛇 18g，全蝎 18g，徐长卿 18g，白酒 500ml。上药洗净，切碎，浸泡于酒中，2 周后饮服。每次 10 ~ 20ml，日服 2 ~ 3 次。

五木酒 五加皮 60g，木瓜 60g，薏苡仁 60g，防风 30g，川芎30g，丹参30g，松节30g，姜黄30g，徐长卿30g，肉桂30g，寻骨风30g，白酒2000ml。上药洗净，切碎，浸泡于酒中，3周后饮服。每服30ml，日服3次。

上方适用于寒凝痹病证。

虎羊酒　虎杖60g，羊蹄60g，丹参60g，豨莶草60g，白酒1500ml。上药洗净，切碎，浸泡于酒中，3周后饮服。每服10～30ml，日服3次。

防秦酒　木防己90g，秦艽90g，络石藤60g，白酒1500ml。上药洗净，切碎，浸泡于酒中，30天后开取。每服10～30ml，日服3次。

桑老酒　桑枝60g，老鹳草60g，虎杖30g，丝瓜络30g，生地黄30g，生首乌30g，白酒1500ml。上药洗净切碎，浸泡于酒中，3周后备用。每服20ml，日服2次。

桑黄酒　桑枝12g，黄柏12g，薏苡仁12g，黑大豆12g，十大功劳12g，木防己6g，五加皮6g，木瓜6g，海桐皮6g，络石藤6g，松子仁6g，白酒600ml。上药洗净，切碎，浸泡于酒中，2周后饮服。每次10～30ml，日服3次。

上方适用于热壅痹病证。

参蛇酒　丹参90g，乌梢蛇30g，蜂房30g，蚕沙（布包）30g，当归30g，红花30g，鸡血藤30g，白酒1500ml。将上药洗净，切碎，浸于酒中，4周后饮服。每服10～20ml，日服2次。

鸡羊酒　鸡血藤90g，羊蹄30g，木瓜30g，䗪虫30g，白酒1000ml。将上药洗净，切碎，浸于酒中，3周后饮服。每次15～20ml，日服2～3次。

复方红花酒　红花60g，当归60g，五加皮60g，橘红60g，千年健60g，十大功劳60g，黑芝麻60g，仙灵脾60g，白酒3000ml。上药洗净，切碎，置于酒中，3周后饮服。每次20ml，日服3次。

灵地酒 五灵脂60g，熟地黄60g，仙灵脾60g，鸡血藤60g，川牛膝60g，鹿衔草60g，杜仲60g，丹参60g，红花30g，骨碎补30g，威灵仙30g，松节30g，当归60g，川芎30g，木瓜30g，地龙30g，大蜈蚣12条，白酒4200ml。上药研末，细布包后置于酒中，密封，30日后开取。每次饮服20ml，日服3次。

丹刘酒 丹参30g，刘寄奴30g，狗脊30g，威灵仙30g，川牛膝30g，制没药30g，当归30g，川芎30g，杜仲30g，仙灵脾30g，山茱萸30g，红花30g，延胡索30g，威灵仙30g，炮山甲30g，炙鳖甲30g，鸡血藤30g，白酒3000ml。上药研末，细布包后浸入酒内，密封，30日后饮服。每服20ml，日服2~3次。

苏地酒 苏木60g，熟地黄30g，当归30g，川芎30g，犬胫骨（炙酥）60g，白芷30g，川牛膝30g，制首乌30g，山茱萸30g，狗脊30g，补骨脂30g，杜仲30g，威灵仙30g，炮山甲30g，苍耳子30g，萆薢30g，细辛18g，红花18g，炙鳖甲18g，水蛭18g，全蝎18g，三七18g，白酒3500ml。上药研末，细布包后浸于酒中，密封，30日后饮服。每服20ml，日服3次。

归红酒 当归15g。红花15g，川芎15g，五加皮15g，天仙藤15g，川牛膝15g，杜仲15g，桑寄生15g，姜黄15g，天竺黄15g，白芍15g，赤芍15g，伸筋草15g，透骨草15g，海带15g，落得打15g，钻地风9g，千年健9g，木防己9g，茯苓9g，秦艽9g，陈皮9g，佛手9g，丹参9g，牡丹皮9g，细辛9g，甘草9g，白酒2000ml。上药洗净，切碎，浸泡于酒中，3周后饮服。每服10ml，日服3次。

上方适用于痰瘀痹病证。

参芪酒 党参90g，黄芪90g，当归60g，白芍60g，白术60g，川芎30g，熟地黄60g，威灵仙30g，桑枝30g，桂枝30g，乌梢蛇30g，僵蚕30g，大枣240g，龙眼肉240g，白酒6000ml。上药洗净，切碎，盛入绢袋，浸于酒中，2周后取澄清酒液，加冰糖1500g。每服20ml，日服2~3次。

芪归酒 黄芪60g，当归60g，熟地黄36g，生地黄36g，茯神60g，肉桂18g，党参30g，白术30g，麦冬30g，茯苓30g，五味子30g，陈皮30g，山茱萸30g，枸杞子30g，黄精30g，龙眼肉30g，羌活30g，独活30g，丹参30g，川芎30g，防风30g，龟版胶30g，白酒6000ml。上药洗净，切碎，盛入布袋，浸于酒内，装坛封好，再用热水隔坛加热，煮沸2小时，然后将坛取出静置，复浸7天。每服15~20ml，日服2~3次。

二仙酒 仙灵脾24g，仙茅24g，木瓜24g，甘草12g，白酒500ml。上药洗净，切碎，浸入酒中，2周后饮服。每次15ml，日服3次。

仙杜酒 仙灵脾30g，杜仲30g，狗脊30g，独活30g，羌活30g，五加皮30g，黄芪30g，当归30g，木瓜30g，白酒1500ml。上药洗净，切碎，浸入酒中，2周后饮服。每次20ml，日服3次。

巴黄酒 巴戟天60g，黄芪60g，狗脊60g，怀牛膝60g，杜仲60g，熟地黄60g，薏苡仁60g，制附子30g，犬胫骨（炙酥）60g，白酒2500ml。上药研末，细布包后置入酒中浸泡，30日后饮服。每次10~20ml，日服2~3次。

鹿山酒 鹿角片90g，山茱萸90g，杜仲60g，制附子30g，肉桂30g，干姜30g，当归60g，怀牛膝60g，黄芪60g，川芎60g，防风60g，薏苡仁90g，丹参60g，石斛60g，天冬60g，秦艽60g，白酒6000ml。上药研末，细布包后置酒中浸泡，30日后饮服。每次10ml，日服2~3次。

枸杞酒 枸杞子240g，女贞子240g，豨莶草240g，生地汁

3000ml，白酒4500ml。先将枸杞子、女贞子、豨莶草浸于白酒中，3周后兑入生地汁，搅匀密封复浸月余开封饮服。每次10ml，日服3次。

首乌酒 制首乌60g，熟地黄60g，黄精60g，当归30g，白芍30g，川芎15g，木防己15g，白酒1500ml。上药洗净，切碎，浸于酒中，3周后即成。每次10ml，日服3次。

石斛酒 石斛120g，生地黄45g，白芍45g，秦艽45g，桑寄生45g，丹参30g，鸡血藤30g，木瓜30g，丝瓜络30g，白酒2500ml。上药洗净，切碎，浸于酒中，1月后开封饮用。每次20ml，日服2~3次。

龟竹酒 龟版60g，玉竹60g，黑大豆60g，桑椹子60g，青风藤45g，络石藤45g，豨莶草45g，牛蒡根45g，地骨皮45g，怀牛膝45g，甘草30g，白酒3000ml。上药研末，绢布包后置酒中浸泡，容器封固，1月后开封饮用。每次20ml，日服2~3次。

上方适用于虚损痹病证。

王槐三治疗癌瘤的临床经验

癌瘤亦即恶性肿瘤，是对人类生命威胁最大、死亡率最高的常见病、多发病。先生参酌因机，匠心独运，洞察癥结，见微知著，或守法守方一丝不苟，或灵活变通而寓法度之中，充分发挥中医学辨证施治特色，屡获奇效。兹将先生诊治癌瘤的丰富经验整理如下。

一、溯源因机，约有五类

中医学对癌瘤早有论述。《仁斋直指方·发癌方论》曰："癌者，上高下深，岩穴之状，颗颗累垂，裂如瞽眼……毒根深藏，穿孔透里，男则多发于腹，女则多发于乳，或项或肩或背。"再如《难经》之"积聚"、《金匮要略》之"胃反"、《肘后备急方》之"癥瘕"、《医学入门》之"噎膈"、《妇人大全良方》之"乳岩"、《外科正宗》之"肉瘤""失荣"、《薛氏医案》之"舌菌"、《疡科心得集》之"肾岩翻花"等等，显然俱指癌瘤病证。究其病因病机，先生归纳有五个方面：

1. 气滞、痰凝，血结酿瘀：先生强调癌瘤的发生良因长期狂怒、暴忧、凄怆、哀怨，莫能释怀，情志屡遭悖逆，加之摄生失慎，好酒如命，吸烟成癖，嗜食生冷黏腻、膏粱厚味、烧烤炙煿、咸卤霉变、动风发气之物，日积月累，影响脏腑整体气机的疏达流畅，由于气乏宣达，郁结不散，津液失于敷布，遂聚而成痰；痰阻经脉，血行受阻，蓄积酿瘀，终成气滞、痰凝、血瘀之变。

2. 毒热火郁，深伏痼结：先生认为癌瘤发生火热邪毒乃七情、饮食诸因，导致脏腑气血功能失调，代谢产物无以排出，精微物质不从正化，反为异化而来。如五志过极，七情怫郁；酷嗜烟酒、肥甘油腻、辛辣燥热之物，抑或痰、瘀等病理性代谢产物蓄留不运，胶滞壅积，无从发泄，影响了体内的动态平衡，阳盛有余，机能亢奋，日长天久，亢阳变生火热，酝酿成毒，蕴潜不去，痼结根深而成。

3. 脏元虚损，诸虚不足：“正气虚则成岩”（《外证医编》），癌瘤的成因虽非一端，然而禀体不足，脏元虚惫乃其重要的内在因素。所以前贤说“壮人无积，虚人则有之” （《医学启源》）、“积之成也，正气不足，而后邪气踞之”（《医宗必读》）。先生曾反复申述一般男子“六八”、女子“七七”以后，由壮至老，元精渐衰，真气暗耗，若此衰乏虚损局面迁延不复，隐秘绵长，堪是发生癌瘤的病理基础之一。同时，一旦癌瘤已成，蕴郁增殖，自渐增大，传播流窜，近可侵淫邻近组织，远可沿循经络播散至其他脏器，势必酷伤正元，增益病势，形成恶性循环，从而导致脏腑阴阳气血耗竭殆尽，出现阴阳离决逆变。

综上所述，邪之所凑，正气必虚。人体正气，乃脏腑气血津液之谓也。然并非仅凭正虚即可致癌，良因正元一虚，脏腑内在敷和调控的生理机能失恒，气血津液乏于正常运行，于是在气运受阻基础上津聚为痰，血结为瘀，且痰瘀胶着，蓄积不散，此病理性代谢产物无以排出，经年累月，酿成毒热火郁自在必然。据此足见正虚不足堪系癌瘤发生的重要因素，气滞、血瘀、痰凝、毒聚都是其不可忽视的重要条件，虚积合邪，癌瘤乃成。

二、循机进退，攻补咸宜

针对癌瘤因机，先生拟定其总的治则是“整体调虚，局部荡逐；持续扶正，间歇蠲邪”，在此基础上而演化出相关具体治疗方法。整体调虚，局部荡逐，乃要求正确处理整体与局部的辩证关系。局部荡逐无疑重点针对所病脏腑、经脉病机变化反应的气滞、痰凝、血瘀、毒聚脉症，或根据所患部位溯源其隶属的脏器，进而结合相关脏腑之生理病理特性及药物归经理论，着重择选某些逐邪抑癌之品，直接地、迅捷地直达病所，作用于罹患病变的机因所在，籍以攻坚破积、廓除癌肿。这类药物应用的最佳时间是癌瘤病变早期，由于癌瘤发病阶段不同，邪正消长不一，因此，早期阶段瘤体较小，正虚不显，攻伐在所必需。只有适时运用荡逐之治，方能顿挫邪势，逆转病机，达到未雨绸缪，弥祸于机先，以防正元亡脱之变。至于发生高热不退、出血不止、剧痛难忍、胸水腹水、膈食不下、二便不通诸标急危逆证时，可暂弃攻逐，需先治其标，及时采用对症处理方法。

整体调虚堪对机体正虚不足而言。众所周知，肿瘤的形成、生长过程都是体内邪正斗争的过程，随着肿瘤的日趋发展，尤其晚期患者因瘤体增大，或有多部位多脏器广泛转移，邪势愈甚，正元益衰，从而演化出不同的阴血虚亏、阳气衰馁、脾胃乏健、肾元耗损之变，这种阴阳气血衰竭反映的恶液质现象，羸弱虚败之形体令人望而生畏，亟需通过整体调虚而得以匡扶，此切勿斤斤于削坚消瘤，专于攻涤，复伤正元，致癌肿反痼，必以补益固本为主，徐徐缓图。实际上调虚扶正能增强全身抵抗病邪深入的能力，包括增强提高机体的免疫功能，从而有利于消除癌瘤肿块，且有些扶正药物本身也具有抑制癌瘤细胞增殖效应，所以果能立法得宜，非但正元得以渐复，且痰、瘀、滞、毒见症亦必得到控制与缓解。诚如张景岳所说："世未有正气复而邪不除者，亦未有正气竭而命不倾者。"

先生认为间歇蠲邪与持续扶正具有既对立又统一的辩证关系。癌瘤既是痰瘀滞毒结聚，存在邪实内结机因，则不攻不破，不逐不去，攻逐大则在癌肿全病程中特别是早期切不可忽视。如果投鼠忌器，疑虑再三，必然养虎遗祸，危殆立至。徐灵胎说得好："病去则虚者亦生，病留则实者亦死。"然而攻伐务应有度，不能一味猛攻，否则，盲目滥施，则适得其反，促进肿瘤的转移和扩散，引发正邪两败俱伤，甚则正邪同归于尽。如有报告给小鼠接种肝癌细胞后，分别给予大剂量丹参、赤芍、红花、复方丹参制剂等，均使肝转移增加。为了避免峻剂荡逐可能带来正元消夺危害，先生提出必须间歇蠲邪，反复斟酌泻泄其实，这就是说一般决非一次攻逐就能制伏其邪，间歇蠲邪恒使机体正气获得休养生息之机，便能保证在本次或下一次祛邪时不致正气挫伤，一蹶不振，更重要的是在间歇期间尚可适时调虚，使正气迅速恢复，增强全身整体抗病逐邪能力，进而抑制癌细胞无限增殖并对化、放疗增效减毒。

另一方面，癌瘤本身乃系一种全身属虚、局部属实、迁延反复、缠绵难瘥之消耗性疾病，强主助逐寇，养正积自消，务必长期持续地扶正，尽快复原产生肿瘤的羸弱衰竭形体，即使缓解期间患体无突出症状，亦应参脉察舌，培补其虚，通过有条不紊地拟立周密的调虚施治规划，力求治法的坚持与专一，从而调动机体自身的抗癌能力，达到抑制肿瘤，改善症状，稳定病灶，调节机体免疫功能，延长患者生存期的目的。

一言以蔽之，先生倡导诊治癌瘤应正确把握调虚扶正与荡逐蠲邪大则的运用，究其主旨就是随机进退，攻补咸宜。要求临床上当详察患体之强弱、病程之久暂、脉症之演化，力求虚则补之、彰之，实则攻之、夺之。进而言之，当损则损，当益则益，益不碍邪，损不伤正，必要时又需益损互投，熔为一体，量疾而施，俾沉疴得起，绝症回春。兹举肺积（肺癌）为例。一般早中期阶段，邪势弥盛，方兴未艾，自当荡逐为先。先生针对病位所在乃及机因性质，尝取大剂白花蛇舌草、紫草、土贝母、干蟾皮、守宫、天南星等，清热、化瘀、涤痰三法联用，以摧毁癌灶，直捣病巢。否则只求稳妥，重疾轻投，势必隔靴搔痒，缓不济急，延误其机。若服药后证情平稳，阻断了瘤体的恶性发展，务需通过药治并食疗，及时强化正气，俟脏元沛然，伺机再行下一次攻涤荡泄以治。如果病变未得遏制，毒热鸱张，耗气竭阴，续发气阴两虚见证，先生则在撤减上述“三联”剂中，或药味减半，或酌减其量，亟选黄芪、白干参、党参、太子参、五味子、甘草、天冬、麦冬等，益气、滋阴与逐邪之类并举，如斯驾驭，扶掖正气，缓攻渐消，绝无流弊。迄至晚期，病情恶化，发生正元大虚制邪无力的急迫难图危候，先生遂递增红参、白术、山药、砂仁、补骨脂、巴戟天、冬虫夏草等健中、补肾诸味，组成数法综合运用，着重治本，辅以疗标，做到标本同治，虚实兼顾。若低热缠绵者加柴胡、青蒿、地骨皮等；咳痰稀薄者加半夏、白芥子、杏仁等；黄痰难咯者加桑皮、鱼腥草、瓜蒌等；痰中夹血者加三七、仙鹤草、侧柏叶等；喘逆气促者加山茱萸、款冬花、紫菀等；胸痛者加延胡索、徐长卿、八月札等；胸水者加葶苈子、椒目、猪苓等。

三、把握治法，据证相投

先生治疗癌瘤，堪在其攻、补总则的基础上进一步拟定具体治法，力求察证无讹，明析因机，机法相合，据证而投，以有的放矢，矢必中的。

1. 攻逐蠲邪类

（1）理气行滞法：气机失调乃系引发癌瘤病变的一个重要因素。盖气是人体生命活动的动力，始终推动着人体各种生理活动，尤贵流通，周达全身，不可有须臾停滞。若气机壅遏，运行不畅，聚而不散，形成气聚，变生癌瘤病证，每见咳逆气急，痰少黏白，或痰中夹血，胸闷不畅，吞咽梗阻，食入即吐，嗳气呕逆，乳房、脘腹、胁肋牵引胀痛，攻窜不定，舌苔白腻，脉象弦细等。先生亟守疏瀹气机，散解郁结之治，冀药达病所，气复和通，于是结聚自散，犹如蒂萎根枯，疾随缓解或向愈。常用药如柴胡、枳壳、八月札、刀豆子、旋覆花、佛手、枸橘李、木香、沉香、降香、乌药、厚朴、代赭石等。

（2）化痰散结法：“痰为百病之母”，“百病多因痰作祟”，足见痰浊留滞，痼结不散，引发的病变范围颇广，亦包括癌瘤之类。验之临床，积痰凝聚，深匿隐伏，迁延不去，酿成癌变，恒见癥块较硬，皮色不变，按之不痛，或剧痛难忍，推之移动，或盘牢不移，痰涎秽沫不绝于口，频频咯吐，或咳痰夹血，脘腹胀满，腹膨如鼓，食纳呆顿，呕出物及排泄物均呈痰沫之状，大便稀薄溏泄，尿量短少，舌淡胖有齿印苔白腻，脉濡滑等。良因痰性重浊黏腻，最易滞结留恋，不易速去、速除，以致证情缠绵、病程冗长者比比皆是。先生强调治当详察邪势，胸有定见，根据“客者除之”“坚者软之”法则，组合化痰利湿，软坚散结之治。常用药如半夏、天南星、杏仁、黄药子、皂角刺、山慈菇、瓜蒌仁、瓜蒌皮、天葵子、蛇六谷、土贝母、浙贝母、石打穿、海藻、昆布、薏苡仁、桑白皮、茯苓、猪苓、泽泻、农吉利、代赭石、牡蛎、瓦楞子等等。

（3）活血化瘀法：“人之一身，以血为本”（《慎柔五书》），然血之“奉生而周于性命”，畅流经脉，濡灌填充，却以通为贵，以运为常。一旦血凝酿瘀，留结不去，形成癌瘤病变，往往于病患部位出现抚之不散、坚积硬挺、高低不平、日趋增大之癥块，胸胁脘腹终日刺痛，痛有定处，曲卧床笫，昼夜呻吟，舌质紫暗尖边有瘀斑、瘀点，脉来涩滞，犹如钝刀刮竹等。留者宜芟，结者当去，活血化瘀堪能攻坚破积，廓除瘀结，诚属治疗癌瘤病证不可或缺的重要环节。不过，先生明示对于有明显出血倾向或已发生血溢脉外之咳、吐及齿、鼻、便、尿血证者，均须十分审慎。常用药如川芎、丹参、赤芍、桃仁、红花、三棱、莪术、生蒲黄、王不留行、石见穿、乳香、没药、鬼箭羽、喜树叶、铁树叶、急性子、五灵脂、穿山甲、䗪虫、水蛭、地龙、斑蝥、蜣螂虫、蟑螂、守宫、僵蚕、九香虫、干蟾皮、蜂房、全蝎、蜈蚣等。

先生认为众多的虫类药物在消散癌瘤方面显有举足轻重的作用。诚如《临证指南医案》云：“其通络之法，每取虫蚁迅速飞走诸灵，俾……血无凝着，气可宣通。”叶氏之言堪系治癌心法，值得借鉴。不过，癌瘤之成累月经年，非伊朝夕，取其攻伐消削亦当有渐，务必量人虚实，度瘀轻重，随机相投，庶不致诛伐太过。过则伤正，正元伤则气化之机消顿欲息，瘤体反痼，不可不慎。

（4）清热解毒法：在癌瘤发生演化过程中，火热邪毒每每深潜蓄积于病变组织，缠恋胶着，蛰伏待发，一旦毒力伺机而动，邪正骤转激化互搏，遂可出现一派烈焰鸱张，邪势充斥之征，证见壮热不解，或午后潮热，面赤气粗，渴欲饮冷，巩膜黄染，咽干口苦、唇舌糜烂，鼻流浓稠血涕，咳吐脓血，心烦躁扰，夜卧不宁，局部红肿灼热刺痛，终日不辍，小便短黄，大便秘结，舌质红绛或暗红有瘀斑、瘀点，苔浊厚腻或焦黄，脉滑数或沉细而数等。先生治此每每重剂频投清泄邪毒火热之类，盖“火清则水得坚凝，不补而补”（《得配本草》），进而从根本上杜绝真元竭绝危变，冀使病机逆转，癌瘤得控，证情缓解。常用药如白花蛇舌草、半枝莲、半边莲、七叶一枝花、石上柏、夏枯草、鱼腥草、山豆根、苦参、天花粉、金银花、野菊花、蒲公英、射干、蜀羊泉、龙葵、青蒿、茵陈、藤梨根、白毛藤、蛇莓、野葡萄根、黄连、黄芩、黄柏、大黄、青黛、鸦胆子等。

联系具体病证来看，先生择用攻伐逐邪之类治疗肝积（肝癌）者如七叶一枝花、山豆根、青蒿、莪术、青黛、僵蚕、斑蝥等；肺积（肺癌）者如白花蛇舌草、半枝莲、鱼腥草、天南星、土贝母、紫草、干蟾皮等；噎膈（食管癌）者如威灵仙、八月札、急性子、旋覆花、桃仁、瓜蒌、守宫等；胃积（胃癌）者如半夏、枳壳、石上柏、喜树叶、苦参、山慈菇、蜂房等。

2. 补虚扶正类

（1）滋阴养血法：“阴为天一之根，形质之祖”（《景岳全书·虚损》），具体而言，阴指精、血、津、液而言。只有精、血、津、液充盈一身，疏周濡灌，分流脏腑，从而维系诸脏安和、百脉通达的生理常态。在癌瘤病变过程中，由于毒热燔灼，抑或气滞、痰、瘀蓄留不去，久郁化火，俱可煎灼真阴，伤及精、血、津、液，因之病变迭出，出现低热缠绵，面无华采，唇色淡白，咽干声嘶，干呛少痰，或痰黏夹血，咯吐不爽，头晕心悸，干呕纳少，大肉尽脱，皮肤干焦，神疲体倦，小溲短黄不畅，大便秘结，形如羊矢，舌红绛苔少，或光剥无苔，脉象细数等。先生适时则急急择取生津充液、育精养血之品，滋填真阴，扶正固本，设治不及时，迨至津枯液涸，精夺血竭，于是阳无所附，亡阴又复亡阳，生机因之而脱。所以张景岳说：“根本衰则人必病，根本病则人必危”，“其所谓根本者，即真阴也”。常用药如生地黄、熟地黄、白芍、当归、鸡血藤、何首乌、枸杞子、女贞子、北沙参、南沙参、天冬、麦冬、石斛、百合、太子参、西洋参、仙鹤草、鳖甲、阿胶等。

(2) 益气建中法：理虚必图土，治损取其中，先生在诊治癌瘤病证中十分重视中气的盈亏，始终以安抚脾胃、顾护中气为第一要义。这是因为一则脾胃和调，中气自强，方可化纳水谷，荣润四方，发挥其调益营养全身脏腑的生理效应；再则不仅人体内的水谷精微及病变过程中所消耗的物质均有赖于中宫的生化，而且所施治的任何药物又需中焦受气取汁以发挥疗效。所以，中气不亏，化源有继，可使治疗立于不败之地，而中气颓败，犹如堤防崩溃，遂之邪势披靡，破竹直入，纵有良药亦难达病所，回天乏术。比如癌瘤宿疾，久损重虚，延及中气败坏，化源告竭，如同油尽灯灭，必难挽回，故前贤有“上损、下损过中皆在不治”之论。据此可知凡癌瘤危候，治疗棘手，出现面色苍白，形体瘦削，憔悴不堪，气喘难续，声低颤抖，知饥不食，或食而腹满，或不饥不食，怠惰乏力，肢端欠温，大便溏泄，舌淡嫩苔白腻，脉象沉细软弱或浮大无力等候，苟能遵循“上下交损取其中”旨趣，抓住甘温建中一法，忽而一线荧光温存其中，冀中气一苏，煦和长养，渐而阳和四布，激发和推动各脏腑组织器官生理活动，即可扭转其沉疴痼疾向顺吉方面转化。常用药如人参、党参、黄芪、白术、山药、白扁豆、莲子、芡实、茯苓、甘草、黄精、鸡内金、谷芽、麦芽、砂仁壳、木香、陈皮、粳米、生姜、大枣等。

这里的人参包括红参、白糖参、白干参、吉林参、高丽参等，于消瘤抑癌中不可或缺，它与党参在分类学上迥然不同。

从党参提取物中分离不出人参所含的三萜皂苷元，却能分离出人参所无的乙酸蒲云英萜成分，足见“人”“党”二参效验不可等量齐观，切勿李代桃僵，影响疗效。

（3）温肾培元法：肾为先天之本，肾阳亦称元阳，系由肾中精、气产生，为维持人体生命活动的本源物质，人身难得易失者即其一息元阳，既失而难复者亦其一息元阳。元阳充而寿延，元阳衰而寿夭。元阳的消长盈亏与癌瘤的发展演化及预后险恶与否密切相关。如禀赋素薄，高年体弱，罹疾之后，杂投寒凉，滥施攻伐，药过病所，或毒热过盛，耗竭真阴，治未及时，阴伤及阳诸因，损及安身立命之源，肾阳虚羸，命火失位，火衰其本，于是病势日增，阳虚之候迭出自在必然。主要表现为面色苍白，口淡不渴，少气懒言，喘咳气促，动辄尤甚，胃脘冷痛，饮食大减，朝食暮吐，或水饮不下，泛吐黏液白沫，腹大胀满，入暮尤甚，体瘦如柴，形寒肢冷，腰膝酸软，神疲乏力，大便溏薄失禁，小溲排出不畅或淋沥不禁，舌淡胖有齿痕苔白腻，脉象沉迟细弱等。治疗时先生力主本法，培元固本，温壮肾阳，以振先天之所。俟真元得充，本固枝荣，肾阳衰退、脱失所引起的病理变化得以减轻，则癌瘤临床脉症亦必随之改善和缓解。设失治误治，致元阳由虚而败，由败而竭，顷刻之间而阳气散脱，阴质虽存，然神机化灭，脏腑尽冰壶矣。常用药如巴戟天、鹿衔草、淫羊藿、仙茅、肉苁蓉（砂仁拌研）、补骨脂、沙苑子、菟丝子、山茱萸、薜荔果、制附子、肉桂、冬虫夏草、九香虫、紫河车、鹿角胶等。

王槐三治疗病毒性肝炎的临床经验

先生几十年来，致力于病毒性肝炎的诊治，参验典籍，融会新知，思路广，辨证精，遣方投药相机而变，出奇制胜，屡起沉疴，常收一剂知、再剂已佳效。兹将其运用之法整理于后。

一、清泄解毒法

先生认为肝炎之病毒属于疫毒，疫毒乃天地间偏盛之杂气酿化而成的一种特殊致病物质，为传染性颇强、易引起广泛流行的温疫致病源。联系其病程冗长、反复发作、缠绵难瘥的发病特点来看，应属湿热疫毒无疑。基于这一看法，先生强调清泄解毒法堪系治疗本病的重要法则。

在急、慢性肝炎中出现身、目、小便俱黄，色黄鲜明，这是湿热疫毒入侵，壅遏中焦，熏蒸不解，肝胆受灼，致胆汁不循常道，外浸肌肤，下流膀胱使然。复伴身热不解，烦渴口苦，心中懊侬，恶心呕逆，纳呆食减，厌食油腻，脘腹胀满，大便秘结，小便黄浑或短赤，舌质红苔黄腻，脉象弦数或滑数等，称曰“阳黄”证，务必清泄解毒，大方投治，以挫邪势，缩短愈期。药选茵陈、垂盆草、田基黄、黄芩、黄连、黄柏、龙胆草、大黄、虎杖、栀子、连翘、苦参、山豆根、板蓝根、大青叶、蒲公英、七叶一枝花、白花蛇舌草、茯苓、猪苓、滑石、白茅根、金钱草、车前子、车前草之类。

鉴其病理因素具有湿热相合，交相蕴蒸的特点，故前贤有“诸黄病家，但利其小便”“治黄不利小便，非其治也”的论述。先生指出湿热交蒸，蕴郁不解，仅靠“利小便”是不够的，必须因势利导，通利二便，令邪有出路。盖湿热疫毒之出路有二：一从前阴，一从后阴，所以选遣此类方药务应注意二便畅通，力求小便清利，大便爽畅。对此，先生曾言：治肝病利小便此乃人所共知，且肝病需通大便、排滓垢先哲亦早有论及。如《医学入门》即明确阐述“肝与大肠相通，肝病宜疏通大肠。”张仲景《伤寒论》谓湿热郁滞在里“身必发黄”，遂主以茵陈蒿汤。该方由茵陈、栀子、大黄组成，应用大黄乃寓泻热导滞，荡涤腑结之治，配以栀子、茵陈蒿，清利水腑，显系祛邪从二便外出妙意。

至于暂尚未见身黄，或无黄疸型肝炎者，而发热口渴、脘痞呕恶、食纳减退、或膻中至中脘处似有一团灼火燔燎不已，欲以袒胸露怀为快、小溲短黄、大便滞结等症状业已彰显，究其病理仍属湿热中阻无疑，只不过病势较轻罢了，清热泄湿仍属必要，切勿忽视。

先生应用茵陈剂量常达60~90g，大黄9~24g，俾患者每日保持腑行2次为佳。有人担心此“苦寒败胃”，伤及正气，往往药不足量，重病轻投，或方中杂投参、芪等，其甘最碍湿，补易壅气，与湿热蕴结邪机全然相悖，大不利清化泄毒，且有壅滞恋邪之虞。实际上相投诸药有病则病受之，切不必瞻前顾后，坐失良机。随其二便畅通，湿热下趋，邪势得挫，于是黄退酶降，遂入坦途。

二、疏肝理气法

湿热疫毒乏于清化，缠绵不去，蕴郁胶着于肝脏肝络，致疏泄失司，气机受阻，抑而不散，滞而不通，则突出地表现为胁肋胀痛，绵绵不已，胸闷脘胀，嗳噫太息，神情抑郁，闷闷不乐，溲黄便滞，舌苔薄腻，脉弦细等，治当疏肝解郁，理气行滞，先生常选取柴胡、青皮、陈皮、郁金、枳壳、香附、佛手、香橼皮、八月札、娑罗子、绿萼梅、生麦芽等，且尤喜柴胡、生麦芽二味联用。此用麦芽非为消食导滞之图。《本草求真》谓："麦芽得生升之气，达肝以制脾土……凡怫郁致成痞膈等症，用之甚妙。人皆知其消谷而不知其疏肝也。"《医学衷中参西录》曰："大麦芽虽为脾胃之药，而实善舒肝气。"是以柴胡配合生麦芽，堪可舒其郁结，遂顺春生畅达之性。不过，病毒性肝炎发生的胁痛不已，口干而苦，呕恶嗳逆，精神沉闷，抑郁寡欢等，堪因湿热疫毒盘踞于肝，稽留不去，影响其疏泄功能所致，这与仅由七情刺激，情怀失畅，意欲不遂引发的"胁痛""郁证"病证不同，故仅用疏肝理气之治而不考虑湿热疫毒的清除及肝功能的复常，必然疏之不应，理之乏效。对此，先生每于疏肝解郁、理气行滞剂中择投茵陈、青蒿、龙胆草、黄芩、黄柏、栀子、连翘、垂盆草、苦参、山豆根、板蓝根之类清除病因病源，一俟湿热化除，肝木舒展宣泄，每每诸候悉去，肝功能恢复正常。

至于肝气怫郁，土失木疏，木土悖逆，中州痞结，发生胃脘满闷，食纳呆滞，不欲饮食，口苦而黏，或口淡乏味等纳运乏调之变，通常毋须多用消食化滞诸味，随其肝复疏导发泄，气机和通畅达，于是脘自宽舒，纳增食馨，是乃肝和而脾运，木土两痊也。

三、实脾理中法

慢性病毒性肝炎良因湿热内蕴，邪恋不去，困遏中宫，迁延既久，致中气虚惫，脾运乏健，一则消磨之功锐减，化食无力，气壅于腹；再则谷精失充，生化之源匮乏，营血生成日减，肝体既损，复失其养，临床突出地表现为土衰不能荣木、木弱难以疏土的病理机转。主要脉症是中脘饱胀，或宽或急，多食加重，过时不饥，食不知味，厌恶油腻，嗳逆呕恶，面色萎黄无华，目涩视糊，胁肋隐痛，劳后尤甚，怠惰乏力，神情悒郁不乐，舌淡苔白腻，脉沉细或缓弱等。不难看出，此之肝脾两虚机因乃是在脾土衰羸的基础上引起肝失所养，肝功能异常，是以立法施治若从安抚中土、顾护脾元着眼，速解中州之困顿，则不治肝而肝虚复，所谓“肝病缠绵，求诸脾胃”“厥阴不治，取之中土”殆即此意。先生选遣药物如党参、白术、黄芪、山药、扁豆、甘草、莲子、茯苓、大枣、谷芽等。

由于脾胃同居中焦，纳运互济，主司中气，故在病理演化过程中，一旦脾乏健运，势必影响胃之受纳，致胃气不展，脾胃交惫，中气匮乏，在这种情况下专事呆补反能引起胃气闭塞，失却清纯中和之性，先生恒于甘温平补药中酌佐木香、砂仁、陈皮、八月札诸辛香醒胃、轻灵流动之品，着重悦中和胃，拨动胃气，防止壅滞，促进纳运，复振中州。

这类病者往往并见身目轻度黄染，口苦而黏，恶心漾漾，小便短少而黄，大便黏腻臭秽，反映了湿热疫毒尚未净除，务应配以苦参、白茅根、鸡骨草、珍珠草之类。先生尤喜用苦参、白茅根，几乎每方必用。苦参“退热泄降，荡涤湿火”（《本草正义》），主“心腹气结……黄疸”（《神农本草经》）等症，其清泄湿热，涤除疫邪之功诚非他药所能及，且与参、芪类互伍并投，大抵三分清化，七分补益，且从未见有偾事者。至于白茅根，利水而不伤阴，清热且不败胃，还有健脾补中、活血理气之功。《神农本草经》曰白茅根“主劳伤虚羸，补中益气，除瘀血，血闭寒热，利小便。”《医学衷中参西录》云茅根“清热利小便人所共知。至谓兼理气分之郁，诸家本草皆未言及。”先生一般用30～90g，时或用250g煮后滤液代水煎药。

尚有禀阳素虚之人，湿热入侵，由于立法有误，汗下杂施，挫伤中阳，致脾运乏健，津液失于输布，聚而成湿，湿浊偏盛，邪从寒化，寒湿壅遏中焦，胆液排泄受阻，溢于肌肤，发为“阴黄”证者。证见黄而晦黯，色乏明亮，口淡不渴，脘满腹胀，食纳不馨，神疲乏力，畏寒肢冷，大便溏泄，便次增多，小溲色黄，舌质淡体胖，苔白滑腻，脉沉细弱等候。针对寒湿中阻，脾阳不振，先生悉用附子理中汤为基本方，药选党参、白术、制附子、干姜、甘草、砂仁、茯苓等暖中温益太阴，佐以茵陈、泽泻、金钱草、垂盆草、猪苓、泽泻、玉米须等分利化解邪湿。这一治疗目的是通过维护脾阳，形成祛邪动力，保证邪有出路，从而臻达补虚扶正、清除疫毒、畅通气血的全方位效应。然而，治疗期间尚应密切注意病情变化，一般投入温利之品，设黄疸渐退，示为有效，当继续使用，直至病愈黄去。倘出现口干唇红，心胸烦闷，大便干燥，舌红苔黄燥，脉弦滑诸象，考虑温中实脾治疗后寒湿渐除，邪从燥化，阴证出阳，宜撤减温化药物，小制其剂即可。

四、滋阴培元法

病毒性肝炎，一旦疫毒盘结，邪热燔灼，未得清除，加之长期过用辛燥疏郁之品，邪从燥化，阴津受劫，由是肝阴耗损，迁延不瘥，穷而及肾，终成肝肾两伤，精血俱损之变。临床表现为胁肋隐痛，遇劳益甚，头晕耳鸣，两目干涩，齿龈衄血，口燥咽干，烦扰不安，或午后潮热，少眠多梦，腰膝酸软，溲黄便约，舌瘦质红少津，或有裂纹苔少，脉细数无力等。无疑的壮水滋燥，补虚扶弱乃立法处方之主旨，可是阴分虚损与湿热交织并存的局面亦不可忽视。先生强调此若单一扶正固本、滋阴补血极易造成正虚邪恋，病候缠绵，甚至引起血清转氨酶及浊絮异常等指标波动，自当滋阴而兼清化。需要指出的是养阴清化并举的关键，首先在于掌握二者的用药比例，先生认为病变至此，必以养阴为主，清化为次，七分滋濡阴液，三分清化湿热。其次贵在选药恰当，养阴慎勿滋腻蛮补，以免有碍湿热疫邪。常用药如白芍、女贞子、生地黄、熟地黄、麦冬、天冬、北沙参、南沙参、五味子、当归、枸杞子等。这类药物补而不滞，养而不腻，用于阴虚兼挟湿热疫邪时既能生津充液，育精养血，又无助湿热、恋疫邪之弊，绝非重浊厚味者可比。清化酌予微苦微辛之品，微苦以清泄解毒，微辛而宣气化湿，凡栀子、黄芩、茵陈、蒲公英、土茯苓、藿香、佩兰、厚朴花、省头草等等均可随证选用。

不过，“阳为阴之主，阴为阳之根”，阴阳具有相互依存，互为根本的关系。在病毒性肝炎病变过程中，阴伤不复，迁延既久，出现面色淡白，腰酸膝凉，肢端欠温等耗及气阳见症，堪有阴损及阳之虞。此若专投凝阴至静诸味则阴无阳化，已亏之阴亦难受益，且因过施寒滞阴凝必致阴损益甚，即所谓“精中无气，则孤精于内”（《景岳全书·虚损》），精血何得生化？是以李东垣《脾胃论》说：“血不自生，须得生阳气之药，血自旺矣！”鉴此，先生主张应于滋填濡润剂中酌佐壮益阳气、培元补肾之品，俾阴得阳助，从而泉源不竭。诸如淫羊藿、沙苑子、肉苁蓉、菟丝子、巴戟天、补骨脂、锁阳、冬虫夏草、九香虫等补而不峻、温而不燥之类均可据证择用。

五、活血化瘀法

病毒性肝炎尤其是慢性活动性肝炎，良因湿热羁留，未得清化，邪毒深入血分，血热搏结，煎津灼液，致血液黏稠，脉道涸涩，滞而不行，或肝气郁结，气机乏畅，血运受阻，抑或肝脾肾元虚损，无以生气充血而血脉不利，均可导致血凝成瘀。一旦瘀血萌生，停着于内，血的形质发生了变异，不仅丧失了血液本身的生理功能，且必进一步影响肝脏气血的周流调畅，从而加重肝细胞损伤，甚或引起癥积的形成。临床主要表现为胁下积块，固着不移，质地较软或坚硬，时觉疼痛或刺痛不休，面色晦黯，颈胸散见赤痣血缕，手掌殷红，舌淡紫或有瘀点、瘀斑，脉如轻刀刮竹，往来涩滞等。当此瘀疾初兴，邪势弥盛之际，均勿峻补真元，益固其积，自当祛邪为先，始能遏制或平缓癥积病证进展的势头，正气才能得到伸张，治遵活血化瘀，散结通络立论。

在药物组遣方面，先生不主张大队攻逐破坚为务，以图快于一时，悉守二丹桃红四物汤为基本方，常用药如丹参、牡丹皮、桃仁、红花、当归、白芍、赤芍、川芎、生地黄、三棱、郁金、莪术、延胡索、没药、生蒲黄、茜草、大黄、三七、五灵脂、鳖甲、穿山甲等。同时配以虎杖、紫草、败酱草、田基黄之类，应用后既能清泄湿热疫毒，消除病因病源，又可活化瘀凝，增益疗效。根据先生临证体验，穿山甲、鳖甲、莪术、五灵脂对于肝脾肿大引起的胁下积块颇有良效；延胡索、郁金、姜黄、没药治疗血瘀所致胁肋刺痛功效甚著；有出血倾向者，宜取三七、蒲黄、大黄、茜草诸品。

就临床所见，瘀阻肝脉，疾病伊始，邪气侵凌，无疑地法遵行血祛瘀而治。然而随着病情的发展，瘀未去而正气渐伤，在上述脉症中复伴面色萎黄或黧黯，头晕耳鸣，纳呆食减，形体瘦削，倦怠乏力等等，此虽有瘀形可征，但却存在气营虚衰之象，若单一攻伐，必徒损正元，而邪反痼，故立法施治切勿斤斤于消瘀散结，当恪守“强主可助逐寇”“养正则积自除”旨趣，先生则遂于当归、丹参、牡丹皮、桃仁、红花、莪术、穿山甲等用药基础上并投黄芪、党参、红参、白术、当归、白芍、大枣诸益气调营之味，以扶正固本，徐徐缓图。若兼脾虚乏运，加砂仁、鸡内金等，以运脾消滞；阳虚者加肉桂、九香虫等温助阳气；阴亏者加生地黄、麦冬等养阴滋液。如此消补并举，则补而不滞，消而毋伤，缓图效机，方不偾事。由是可见，在疾病发展的不同阶段，由于病机性质的改变，而引致证候相殊，就应改弦易辙，另换章法，务使证法吻合，切不可胶柱鼓瑟，不识权变，坐失良机，致使立法治疗落后于病情的发展及病机的更迭。

不言而喻，探求专病专方而辨病施治，取其药专力宏，直入病所，俾邪去正安，病情向愈，乃为当前治疗病毒性肝炎的一大趋势。然而不可否认的是，患者素禀有差异，病程时间有久暂，治疗过程各不同，因此引发其临床见证亦实虚各异，寒热相殊。是以先生反复强调只有认真辨证，分清主次，针对病变不同阶段的系列主症乃及某些副症而灵活地立法组方选药，才能更充分体现中医治疗本病的强大优势，辨证论治堪乃诊治病毒性肝炎的基础和主流。

附　王槐三关于师承家传中医教育的独到传授方法

建国以来，随着党的中医政策不断落实，中医教育规模日渐扩大，全国各地陆续创办了几十所高等中医药院校。当代中医教育无疑的是以学校教育模式占主导地位，然而师承家传式教育依然存在，并对推动中医教育发展起到了积极作用。

先生治学远溯《灵》《素》，推崇仲景，旁及诸家，结合临床所见，阐幽发微，授业、解惑，循循善诱，一丝不苟，形成一套较完整的家传中医教学方法。王化国、范仁忠等忝列门墙，有幸侍诊师侧，亲聆教诲，受益匪浅，现已成功走向中医医疗岗位。回忆随师习医往事，迄今历历在目，记忆犹新。兹将《光明中医》杂志 1986 年 2 期所发表由范仁忠撰著的《渡越“三关”，置身医林》一文转录于下，从中清楚地看出先生对家传中医教育有着自己独到见解和方法：

我学医得自家传。外祖父王槐三是著名老中医，行医 60 余年，学识渊博，经验丰富，在群众中久负盛望。1959 年秋，组织上安排我拜先生为师，于是涉足医林，迄今已 27 载。拜师后的第二天，老师正襟危坐，表情严肃地说：习医者要矢志不移，力渡“三关”：一过背诵关，二过理解关，三过临证关。九层之台，起于累土，千里之行，始自足下，中医基础著作是指导临床诊病却疾的准绳，必须烂熟于胸，尔后临证时才能有如源头活水，取之不竭。老师的话感人肺腑，催人奋发。因此，立志苦读遂成为自己渡越“三关”，遨游医林的第一步。

一

根据老师的治学经验，初学中医应由浅入深，循序渐进，先从适用于临床实践的著作学起，以后再研读典籍名著，以达事半功倍目的。记得第一年通背的是《医学三字经》、《药性歌括四百味》、《汤头歌诀》、《濒湖脉诀》及《医学心悟》中的首卷。当我把这几本书背得脱口即出、倒背如流之后，才允许我溯本求源，精究《伤寒论》《金匮要略》《内经知要》《温病条辨》等经典医籍。先生对《伤寒论》尤为重视。他常说：《黄帝内经》的理论固然广泛宏富，精微深奥，但具体的治法方药并不多，若着眼于临床，当从《伤寒论》起步。该书理论密切联系实践，为我国第一部理法方药俱备的医学专著，它奠定了中医学辨证论治的理论基础。千百年来，医学名家辈出，涌现了像金元四大家、清代温病诸家等杰出人物，这些人的理论和经验在某些方面虽有利于祖国医学的繁荣和发展，然而从他们的临证思维方法来看，如诊疗过程、立法原则、组方选药规律等等，从未超越《伤寒论》范围。所以先生谓仲圣著述创新法，立新论，形成划时代巨著，把中医学推向一个崭新阶段，堪为华夏瑰宝，出神入化，不同凡响。他要求弟子定能熟背六经条文，如谈及桂枝汤证，即须将书中有关桂枝汤证的经文如数家珍，和盘托出。

当时，我白天在中药房从事药物的配剂、炮制、采购和煎煮工作，只有八小时以外，才是我苦读的时间。鸡鸣即起，高声诵读，务求口到、心到，待暮色垂降，遂守孤灯一盏，再将晨读之内容反复誊抄，低声吟哦。如此熬更守夜，寒暑不辍，约历时2载，才将老师设置的课程全然熟读成诵，牢记心中。直到今天，我对《伤寒论》诸书还能朗朗上口，在临床上立方遣药信手可拾，甚是便利，其主要功力当然还是那几年苦读赢来的。

二

闯过第一关，即进入理解关。我体会，理解和熟读原是一对孪生的姊妹，彼此关系至为密切。反复吟诵，自有利于理解，所谓“书读百遍，其义自见”，熟背绝非“额外负担”，而是“一劳永逸”，如果牢记不忘，必有豁然贯通之妙；正确理解书本内容，犹能加强记忆，通过消化、吸收，可化为己有，为我所用。平时，老师谆谆告诫说：习医之人自当脑筋活泼，精思勤想，善于提出疑难，发现问题。譬如《伤寒论》中的麻黄杏仁甘草石膏汤，经文虽说适用于“汗出而喘”，身“无大热”，这是举其变而略其常，目的在于与桂枝汤类方主治的喘证进行鉴别，究之临床选投本方治疗上呼吸道感染、支气管肺炎等等，往往都兼见身热灼手的大热征象。

初始对先生所言甚是茫然，感悟不足，后来证之实践一个个活生生的案例，果感老师的话实乃至理良言，全由审谛精思所得。故对诸如此类问题，我们读书时必须潜心凝神，深思熟虑，以后在临床上才能知常达变，左右逢源。

三

连闯背诵、理解关后，在习医的第三年，终于迎来了临证这道关口。在临证之前，老师曾语重心长地说：“纸上得来终觉浅，绝知此事要躬行”，盖真知来自实践，效验缘于临床。所谓

“熟读王叔和，不如临证多”，乃是前辈贤达倡导后学务应早临证，激励后学必须多临证也。这是因为中医学医理深邃，文辞古奥，非独阴阳、五行等概念十分抽象，就是五脏、六腑等具体器官诸生理功能及病理变化也不易领会，只有立足临床，朝夕无间，不断揣摩，才能有所体会。并指定我当结合不同病种有目的地泛览《景岳全书》《脾胃论》《儒门事亲》《丹溪心法》《临证指南医案》等诸家名著。在老师的亲自指导下，经由侍诊抄方、口述录方二个阶段的锻练，才获准独自应诊。

开始，先生有意让我接触各类证情比较简单的慢性杂病，我宗脏腑为纲，气、血、湿（痰）、郁、风、寒、燥、火为目进行辨证论治，颇觉顺手，然在处理疑难病证时，则感心中无数，惶惶不安。如 1962 年 8 月的一天，烈日当头，时交酷暑，一位由农村抬来的男性患者，当地卫生院曾以“四大素”与白虎汤双管齐下，中西合疗，意欲广络原野，冀获一二。但 3 天服生石膏 2 斤多，仍高热不退，大汗淋漓，面㿠肢厥，心烦颧赤，呕呃频作，溲清便溏，脉象浮大，软如细絮，舌苔干黄欠润。诊后，窃思《景岳全书》说：“凡外入有余之证，忌见阴脉。”以此衡之，本候出现浮大细软之脉，足见证极凶险，自当舍证从脉。可是，《临证验舌法》却云：“据舌以分阴阳，而阴阳不谬。”察此苔黄津涸，当属热炽阳明，胃热液伤之证。寻思再三，仍寒热莫判，转请老师复诊。先生诊为阴盛格阳证，究因患体禀气素虚，偶感暑邪，本应益气解暑，邪正兼顾，而医者失审，重投寒凉清泄之品，致正阳被劫，阴霾四合，孤阳浮散外越，演化为真寒假热危候。说到这里，他见我还疑窦丛生，进而启发道：此人平素即苔黄且腻，缘由中州失运，痰浊挟滞所使；继因凉降杂施，复致脏阳虚惫，温煦无力，津凝不化，遂酿成目下干黄之苔。此时设取生姜一片置舌上，少顷去后，舌体必然由枯转润，显露阴寒本舌。言毕，老师投以通脉四逆汤独加童便1杯，仅服1剂，其热顿解，诸恙消失。历经此案，自觉阅历浅陋，羞愧倍至，从而对华岫云在《临证指南医案》中所说的“医道在乎识证、立法、用方，此为三大关键……若识证不明，开口动手便错”又有更深一层领悟。同时亦深感前辈医家通过多年之实践，积累了丰富的临床心得，片言、只语都是“零金碎玉”，正是这些书本上找不到的“活经验”，凝聚着他们最宝贵的心血结晶。

从此，自己也致力于寒热疑似、虚实互挟证候的辨治，并将此视为渡越临证关的硬功夫。如后来我治疗尿崩症，即不囿于“三消一证……不越阴亏阳亢，津涸热淫而已”之说，且在口干唇焦，饮不解渴，烦扰便秘，舌绛无津诸阴虚燥结见证中，抓住溲清尿频，头昏身倦，脉象虚数等水无底止、正元虚馁之象，从虚实兼杂着眼，转遵心热、脾虚、肾亏立论，投以清心泄热、补脾固肾之品，颇能得心应手，奏效卓如。上海市中山医院曾于1970年致函笔者，聘取尿崩症处方。

光阴荏苒，岁月催人。先生已溘然长逝，自己也迎来了不惑之年。通过努力，1978年10月，我被录取为安徽中医药大学首届伤寒温病专业研究生，在3年攻读之际，苦心培育自己的两名指导老师王乐匋、陈超群教授，均学验俱丰，闻名遐迩，察脉审症独具慧眼，遣药组方博采众长，而称颂医林。仁忠蒙泽师恩，耳提面命，时聆训诲，获益良丰。语曰：学无止境，贵在锲而不舍。我一定不辜负前辈垂教，孜孜不倦，躬身力行，继续在杏林曲径中奋力跋涉。

医案篇

感 冒

王某，男，17 岁，学生。1977 年 11 月 29 日诊：患者缘因调摄不慎，衣着单薄，于 3 日前出现恶寒发热，体温 38.9℃，头痛无汗，鼻塞声重，清涕横流，咳痰色白，黏稠不爽，咽喉焮红肿痛，口不渴，周身酸楚，溲黄便约，舌淡红苔白腻，脉来浮数。辨证为冒风着凉，卫阳被遏，邪郁化热，而表寒外束，尚未尽撤，治予辛温透表，清疏泄热。处方：紫苏叶 12g，荆芥 12g，牛蒡子 12g，金银花 18g，板蓝根 18g，山豆根 12g，杏仁 9g，紫苏子 9g，桔梗 9g，枇杷叶（去毛）15g，前胡 12g，甘草 9g，生姜 3 片，葱白 3 根。3 剂。每日 1 剂，水煎，早中晚 3 次分服。

服 1 剂，周身汗出。3 剂服毕，畏寒身热悉除，病告痊愈。

按：此乃风邪夹寒，郁而化热，而表寒未撤，先生法循辛温透达，清疏邪热，通过温凉互协之双向性调节，遂之邪达表解，奏效迅捷。临床诊治伤风感冒，虽曰风寒者独予辛温，风热者专投辛凉，但一旦邪郁蕴热，且表寒外束者，则务当温散凉解并施。追溯前贤制方蠲疾，择取药味单捷，纯清纯温，单攻单补，以求丝丝入扣、一矢贯的者固有之，可是寒温并举、攻补兼施者亦不乏见。最有意义的是医学知识“囊括海内、远到异域”的隋唐医家孙思邈《备急千金要方》中常见一方四五十味，既有麻、桂发表，又有姜、附温里，再兼石膏、黄连清热，更取人参、归、地补益，还有大黄、芒硝泻下。表面看其庞杂繁乱，实则随机应变，俱从实践而来。

伤　寒

王某，男，58岁，农民。1976年5月2日诊：初起恶寒发热，体温39.1℃，头痛无汗，周身酸楚疼痛，百节如被杖，昨起心烦不安，口干目微赤，喘促气急，舌淡红苔薄白，脉浮紧带数。诊为风寒外束，邪郁化热，治宗发汗解表，兼清里热。处方：麻黄12g，桂枝9g，杏仁9g，甘草6g，生石膏（先煎）30g，淡豆豉15g，生姜5片，大枣5枚。3剂。每日1剂，水煎，早中晚3次分服。

服1剂，周身汗出，湿透衣衫，遂之恶寒身热尽解，体温正常。续服2剂，药尽病愈。

按：本例伤寒病，乃风寒束表，邪郁化热，表里同病。先生主以大青龙汤独加淡豆豉，外疏表寒，内清里热，表里两解，效若桴鼓。

伤　寒

刘某，男，60岁，农民。患伤寒病，初始恶寒发热，迁延失治，1周后恶寒罢，壮热不解，汗出一身又一身，烦渴不已。恰遇先生自刘家门口经过，刘女恭请先生径至其父病榻旁，告知父亲高烧后无钱医治，昨起口中干渴，欲喝井水，烦先生相告可否予饮。先生察其颜面潮红，目赤唇焦，舌苔老黄焦干，脉来洪大，一派热炽阳明、里热燔灼之征，遂从木桶中舀出新汲之井水1大碗，嘱其大口饮下。自此汗出止，烦渴除，傍晚热退。

按：本例显系伤寒病，太阳证已疲，演变成阳明里热之候，为先生应用新汲深井水所治愈。《本草备要》载，井泉水“解热闷烦渴”，主“热病不可解者”。《吴医汇讲·瘟疫赘言》亦谓，温病疫毒“郁热”，“纵饮冷水亦能大汗而解”。由是可知，新汲井水确有清彻里热、退热止渴佳功。

风　温

夏某，男，20 岁，农民。患风温，身热不解，汗自出，咳痰黄稠，咯吐不爽，胸脘痞满，呃逆声高，连连不已，两颧潮红，口渴引饮，大便秘结，1 旬未行，舌红苔黄，脉浮涩而弱。诊为风热入里，邪壅肺胃，腑失通调，亟予肃肺和中，通腑泄热。处方：杏仁 9g，枇杷叶（去毛）15g，半夏 9g，陈皮 6g，枳壳 9g，厚朴 9g，大黄 9g，吴茱萸 3g，木香 6g，麦冬 9g，白芍 9g，党参 9g，柿蒂 9g，竹茹 12g，生姜 2 片。每日 1 剂，水煎，早中晚 3 次分服。

煎取 1 剂，服后少倾，呃止，解出黏液黑便半便盆，入夜又咯吐盈碗黑锈色痰液，自此身热悉退，余恙顿瘥。遂守上方去大黄，加南沙参 9g，甘草 6g，大枣 2 枚。3 帖善后。

按：此例乃风温入里，病在气分，以致身热汗出，咳、呃互见，便秘不行。先生审证求因，主以肃肺化痰、和中降逆、通腑泄热之治，堪谓循机立法，药证合拍，故尔获效彰彰，1 帖即安。

风　温

吕某，男，19 岁，农民。1975 年 4 月 25 日诊：恶风发热，咳逆胸痛，迁延 1 周，体温 38. 9℃，痰色黄稠，咯吐不爽，右胸隐痛，鼻流浊涕，口干咽燥，渴喜凉饮，舌边尖红苔黄腻，脉象浮数。胸透诊断为右侧中上叶肺炎，肌注青霉素、链霉素等治疗3天未效。综观脉症，显属风热犯肺，宣肃失司，治宜清疏泄热。处方：金银花18g，连翘18g，黄芩9g，知母9g，杏仁9g，桔梗9g，薄荷6g，牛蒡子9g，芦根24g，山豆根12g，鱼腥草24g，板蓝根15g，甘草6g。每日2剂，水煎，4次分服。

连服3天，热退痛平，咳逆锐减，改每日1剂，早中晚3次煎服。1周后诸候悉除，胸透提示肺炎全部吸收。

按：本例风温，源于风热外袭，肺卫首当其冲，致表未尽解，业已热炽于肺。先生审因而治，主以清金泄热，宣肺达邪而获效。

冒 暑

赵某，女，17岁，学生。1997年8月18日诊：患者于昨午后及傍晚连续游泳2小时，入夜恶寒发热，体温38.8℃，头痛无汗，脘痞呕恶，口渴引饮，烦扰不安，周身酸楚疼痛，溲黄便约，舌边尖红苔白腻，脉象浮数。证属暑湿内蕴，寒邪遏表，治宜解表散寒，涤暑化湿。处方：香薷12g，厚朴9g，白扁豆12g，黄连6g，黄芩9g，藿香9g，建曲9g，茯苓15g，甘草6g，生姜3片，大枣3枚。3剂。每日1剂，水煎，早中晚3次分服。

服1剂，遍身微汗出。3帖服毕，热撤病愈。

按：冒暑，实即“闭暑”。《医学心悟·六气相杂须辨论》谓：“闭暑者，内伏暑气，而外为风寒闭之也。其头痛身痛，发热恶寒者，风寒也；口渴烦心者，暑也。”先生主以黄连香薷饮化裁，内涤暑湿，外散表寒，奏效卓然。

哮　证（支气管哮喘）

李某，女，23岁，工人。1977年9月28日诊：患者于7年前诊断为支气管哮喘，久服抗炎、解痉、镇咳、抗过敏药无显效，现发辄迁延匝月不已，喘促气粗，呼吸急迫，喉中痰鸣之声闻及户外，咳呛频作，痰白黏稠，咯吐不利，口唇微紫，额汗淋漓，纳差，口不渴，胸膈窒闷莫可名状，难以平卧，夜不成寐，舌淡苔白厚浊，脉来滑实。证属痰气交结，壅遏肺系，金令失展，清肃无权，治宜肃肺下气，涤痰平喘，参以辛散宣肺之味。处方：紫苏子15g，杏仁15g，葶苈子9g，白芥子9g，半夏15g，陈皮15g，枳实9g，厚朴9g，茯苓12g，桑白皮9g，瓜蒌皮9g，瓜蒌仁9g，白前9g，麻黄9g，桔梗9g，皂荚6g，椒目9g，甘草6g，生姜5片。5剂。每日1剂，水煎，分4次服毕。

服药1剂后咳吐盈碗清痰，随之痰鸣声细，气息均匀，汗出止。尽剂咳哮基本向愈，续以健脾化痰善后。

按：本例哮喘，良因幼年反复外感，未及疏解，肺失宣肃，治节不伸，津乏布化，聚而为痰，痰留肺系，结成窠臼，复因气候猝变，遇感触发，痰随气升，气因痰阻，痰气搏结，金令乏展，清肃失司所致。先生在撷取紫苏子、杏仁、葶苈子、白芥子、半夏、陈皮、枳实、厚朴、茯苓、桑白皮、瓜蒌皮、瓜蒌仁、白前、椒目、甘草诸平金降逆、清肃肺野的基础上配合麻黄、桔梗、皂荚、生姜以宣发上焦，开宣郁遏壅闭之肺气，如此宣肃互行，遂自有利于金令得展，气顺痰化，哮吼得平。

哮　证

夏姓妇，40 岁，农民。患哮吼 15 年，喘憋气促，喉中痰声辘辘，状若水鸡声，咳痰色白，黏浊稠厚，咯吐不爽，口渴引饮，胸膈满闷，脘痞胁胀，难以平卧，烦闷不安，溲黄便约，舌质淡苔薄黄，脉象滑数。诊为寒痰伏肺，迁延不去，渐已痰郁蕴热，引发宣肃失司，气道受阻之变，治以温肺散寒，清泄豁痰。处方：麻黄 90g，细辛 60g，干姜 60g，桂枝 60g，甘草 60g，五味子 60g，半夏 90g，白芍 60g，桑白皮 90g，地骨皮 90g，粳米 30g。共研细末，早中晚各服 9g，米汤送服。

药尽病瘳，哮吼悉已。

按：本例哮证系寒痰伏肺，渐已邪郁蕴热，引发金令失展，宣肃无权，通气不畅所致。先生主以小青龙汤配以泻白散，俾痰浊蠲除，肺复宣降，气得流通，吐纳恒常，而其哮遂平。

哮　证

张某，男，60 岁，农民。患哮吼有年，每年数发，且每逢早春此疾必发作。昨驾牛耕田 1 天，当晚初始恶寒发热，头痛鼻塞，清涕横流，继则喘促急迫，喉中发紧，哮鸣有声，犹如蛙鸣，胸闷如塞，难以平卧，咳痰清稀色白，量多如涌，口不渴，不欲食，周身酸楚疼痛，大便溏薄，舌淡润苔白薄滑，脉象浮紧。诊属风寒束表，里停水饮，治当辛温解表，温化里饮，宗小青龙汤增损。处方：麻黄 4.5g，桂枝 6g，细辛 4.5g，紫苏子 9g，法半夏 9g，杏仁 9g，干姜 4.5g，枳壳 9g，厚朴 9g，五味子 4.5g，白芍 9g，甘草 6g，生姜 3 片。每日 1 剂，水煎，早中晚 3 次分服。

服 3 剂，寒热悉解，哮吼顿已。

按：本例哮吼，显为风寒束表，引动水饮，内迫于肺，肺失宣降所使。先生法循小青龙汤出入，以祛邪解表，温蠲水饮，俟其表解饮化，故尔哮瘳证平。

喘　证

陈某，男，48 岁，工人。1976 年 12 月 1 日诊：患喘促气急 11 年，病趋日剧，今年曾住院 3 次，延服西药消炎止咳、解痉平喘及敛肺固金、补肾纳气中药均无效，经友介绍来诊。患者气息急迫，声粗息高，胸膺窒闷，胀满如塞，抬肩撷肚，难以平卧，咳痰量多，色黄黏稠，不易咯出，两颧潮红，口苦而黏，渴欲饮冷，食纳呆顿，小便短黄，大便秘滞，舌红苔黄腻，脉象滑数。诊为痰热迫肺，清肃失司，亟予清热肃肺，豁痰定喘。处方：杏仁 12g，桃仁 9g，葶苈子 9g，瓜蒌仁 12g，瓜蒌皮 12g，川贝母 9g，桑白皮 12g，金银花 24g，连翘 18g，黄芩 12g，知母 12g，茯苓 15g，枇杷叶（去毛）12g，火麻仁 15g，厚朴 12g，棉花根 30g，向日葵花盘 30g。每日 1 剂，水煎，早中晚 3 次分服。

二诊：服 7 剂，喘去八九，痰咳爽畅，已能安卧，予原方加当归 9g、甘草 6g。

续服 14 剂，脉静身和，喘恙悉平。后守前方化裁，酌增调益脾肾之味，间断服药 4 个月，自此喘候未作。

按：一般而言，久喘多虚，可是禀体不同，见证殊异。观此乃因邪热壅肺，灼津成痰，痰热上迫，金令不展，清肃失司，以致喘促不已，痰黄黏稠，咳吐不爽。先生法循清泄痰热，肃肺降逆入手，由于辨证求因，审机而治，药证合拍，故即使此病情缠绵反复，亦有痊愈之机。

肺　痈

王某，男，39岁，农民。1968年11月2日诊：患者于2周前出现恶寒发热，咳逆胸痛，呼吸不畅，未及治疗，兹见咯吐大量脓痰，痰中夹杂紫褐细碎血块，腥臭异常，昼夜痰血约2碗许，肌肤灼热，颜面潮红，口干思饮，胸痛气促，烦闷不安，舌质红苔黄腻，脉滑数。诊为热蕴肺络，血败肉腐，化脓成痈，亟当清热解毒，散结排脓。处方：金银花30g，连翘24g，桔梗15g，桃仁12g，冬瓜仁30g，薏苡仁30g，鱼腥草30g，芦根30g，金荞麦根30g，葶苈子9g，黄芩15g，土贝母15g，侧柏叶15g，甘草9g。每日1剂，水煎，早中晚3次分服。

连服2周，咯吐脓痰并血块明显减少，身热遂瘥，继守原方化裁，酌加瓜蒌皮、瓜蒌仁、天花粉、丹参、桑白皮、败酱草、蒲公英、浙贝母、白及、党参、黄芪等，续治月余，痰血胸痛消失。

按：本例乃因邪热入里，蕴郁肺络，血败肉腐，变生肺痈，相类于西医学肺脓肿。先生治从清热解毒，排脓泄邪，直拔病本，遂收效卓著。

肺　痿

王某，男，30岁，农民。刻诊咳吐浊唾涎沫，质黏稠，并夹带鲜红血丝或脓血，咽干口燥，渴喜凉饮，形体消瘦，憔悴不堪，皮毛干焦，手心灼热，舌红质干苔少，脉象虚数。推究因机，缘由邪热壅肺，血败肉腐，化脓成痈，历经治疗后引发肺燥津伤，变生肺痿，治当滋阴益气，生津润肺。处方：西洋参6g，百合6g，麦冬6g，杏仁6g，桑白皮6g，川贝母6g，牡丹皮6g，枇杷叶（去毛）9g，良梨（削皮）1只，白蜜（兑入）1杯。每日2剂，水煎，4次分服。

连服2周，咳逆悉已，浊唾脓血尽除。

按：本例肺痿，良因肺痈演化而来，致津气亏耗，金失濡养，肺叶干萎，弱而不用。先生主以滋阴益气，生津润燥，审因循机而治，遂获桴鼓佳效。

肺　积（肺癌）

王某，男，41岁，农民。1978年2月5日诊：5月前罹患外感，1周后表候悉解，惟咳逆少痰，痰中夹血，迁延不愈，收住合肥市某医院诊断为肺癌，遂自动出院转请先生诊治。证见持续阵发性咳嗽，咯痰不爽，痰白而黏，夹杂血丝血块，呼吸急促，胸闷气短，膈间刺痛，口干咽燥，渴思凉饮，形体瘦弱，神疲乏力，溲黄便结，舌体瘦小质暗红，舌边有瘀斑，苔薄黄而干，脉象细数。参脉察症，显属气阴两虚，痰瘀毒聚之候，治宜益气养阴，化痰消瘀，清泄邪毒。处方：生地黄24g，麦冬12g，天冬12g，党参18g，黄芪18g，白术12g，五味子15g，三七9g，杏仁12g，山豆根15g，天花粉24g，白花蛇舌草24g，半枝莲24g，鱼腥草24g，石见穿15g，天南星15g，石上柏24g，土贝母12g，守宫12g，干蟾皮12g，仙鹤草24g，甘草9g。每日1剂，水煎，早中晚3次分服。

服7剂，咳逆减轻，痰血渐少，遂守上方酌增南沙参、北沙参、紫草、七叶一枝花、山慈菇、莪术、苦参等出入；并加服蟾蜍饼：蟾蜍180只，饿养3天，洗净去内杂，水煮3小时，俟烂熟如糊状，兑入适量炒熟粳米粉，拌匀制饼，日晒干透，早晚饭后服6g。汤饼并举，间断服药7个月，诸候遂挫，证情基本稳定。1年后随访，已可参加农田劳作。

按：本例系气阴亏虚，痰瘀毒聚引发的肺积病证，属已涉险境的本虚标实危候，亦即全身虚，局部实；虚为其本，实为其标。这一病机演化诚如沈金鳌所说："邪积胸中，阻塞气道，气不宣通，为痰为食为血，皆得与正气相搏。邪既胜，正不得而制之，遂结成形而有块。"对此繁杂纷纭逆变，先生应付裕如，始终主以匡正逐邪大则，循守益气养阴、化痰消瘀、清泄邪毒立法，从而取得满意效果。

心　悸

汪某，男，59岁，农民。1976年5月25日诊：患者近年来常感心悸不宁，休息后可自行缓解，然于上周起发生心中悸动，筑筑惕惕，空虚无主，终日不宁，时伴心跳暂停感，面色灰黯，心中憋闷，气短懒言，疲乏无力，动辄欲仆，舌淡紫边有齿印苔白腻，六脉沉迟而结代。判为君阳衰惫，血运迟滞，心神失守外驰，亟当益气温阳，和营通脉。处方：红参12g，黄芪30g，制附子（先煎）9g，肉桂6g，干姜6g，当归12g，川芎12g，丹参18g，三七9g，五味子15g，补骨脂12g，甘草9g，大枣5枚。每日1剂，水煎，早中晚3次分服。

二诊：连服7剂，白腻浊苔渐化，心悸胸闷稍缓，惟于夜间咽干口燥，守方加麦冬9g、生地黄9g。

续服2周，舌本显露淡红，脉转沉缓有力，悸闷消失，诸候悉瘥。

按：心脏正常之搏动，脉来从容，和缓有力，常人并无所觉，绝少急剧跳跃、震动不安之感。此因心阳不振，起搏无力，搏动不能依次而前，血乏气运，脏血亏少，容量不敷，气血营运不周，故病者自觉心跳异常，惊慌不宁。先生治从壮补心君，温其脏阳，俾气阳得复，心搏恒常，频率适中，节律一致，自令血灌心脉，使脏体得养，悸动安和。

心　痛（冠状动脉粥样硬化性心脏病）

赵某，男，59 岁，工人。1978 年 6 月 21 日诊：患者左胸闷痛 5 年余，劳累益甚，休息后可自行缓解，延至今年 4 月 23 日因心中绞痛暴作，收住合肥市某医院诊断为冠状动脉粥样硬化性心脏病、心绞痛，西药治之效果不著，遂延请先生诊治。证见心痛频发，犹如锥刺刀割，牵及肩背内臂，胸膺窒闷，面色苍白，唇黯微紫，额汗涔涔，语声低微，身倦乏力，四末逆冷，舌紫暗苔白滑腻，脉沉弱而结代。诊为阳虚寒凝，心脉瘀阻，亟予温阳宣痹，化瘀通络。处方：制附子（先煎）21g，红参 24g，干姜 21g，丹参 24g，当归 12g，川芎 12g，檀香 9g，延胡索 9g，没药 9g，五灵脂（包煎）9g，桂枝 9g，白芍 9g，甘草 9g，生姜 5 片，大枣 5 枚。每日 1 剂，水煎，早中晚 3 次分服。

服 7 剂，心痛锐减。遂遵原方酌加补骨脂、淫羊藿、瓜蒌皮、瓜蒌仁、薤白、黄芪、五味子等，续服 3 周，痛止症平，已能骑车外出。

按：胸为清旷之乡，心君寄踞之地。此因心阳衰微，君火失布，外寒乘之而入，独犯胸膺，浊阴上干，阴寒弥漫，遂致清旷之乡顿成迷雾之所，气血往来受阻，脉道痹滞，心络不通，猝然发生心中绞痛。先生主以大剂峻温心阳，化瘀通脉诸品，俾离照当空，阴霾自散，血运恒常，百脉和利，则心痛得瘥自属必然。

心　痛（冠状动脉粥样硬化性心脏病）

王某，男，61岁，工人。1977年3月25日诊：患左胸阵发性疼痛3年余，于3月前经合肥市某医院诊断为冠状动脉粥样硬化性心脏病、心绞痛，予中西药物治之未效。证见心胸隐痛，时作时止，阴雨天及劳役后痛势益剧，胸膺窒闷，心空如坠，摇摇不宁，面色黄晦，语声低微，脘痞腹满，嗳逆欲吐，纳差食少，神情委顿，疲惫乏力，肢体沉重，大便溏薄，每日3~4次，舌质暗淡有齿痕，苔白而腻，脉来细涩而不匀。此乃中宫失理，气运窒滞，心脉受阻，血乏周流，治宜调运中州，行气和营。处方：白术12g，苍术12g，党参18g，茯苓12g，半夏9g，陈皮9g，神曲9g，鸡内金12g，砂仁9g，木香9g，桂枝9g，白芍9g，甘草9g，生姜5片，大枣5枚。每日1剂，水煎，早中晚3次分服。

连服14剂，痛次明显减少，便溏已瘥。服至28剂，心痛未作，余候俱平。

按：本例心区疼痛，源于中气渐馁，脾胃乏和，升降之机窒顿，致心脉受阻，血运乏畅，不通则痛之征昭然若揭。换言之，此病位虽在心宫，病源却在中焦，故先生从调益中土入手，所谓安脾胃即可宁心君。一旦中州得治，升降复常，气运和通，则心脉周达流畅，病痊而痛定。反之，若不辨虚实，一味化瘀活血，必徒伤正气，于病何益？

不　寐

苗某，男，41岁，干部。1974年11月4日诊：罹患失眠不寐1年余，循服养血宁心、安神定志百余剂俱无效。证见夜卧难眠，眠而易醒，每夜似寐非寐1～2小时，近1周来夜不交睫，通宵无寐，头昏且胀，胸闷不舒，脘腹胀满，多食尤甚，嗳气呕逆，口苦而黏，过时不饥，食不知味，性情急躁，精神疲惫，肢体沉重，大便秘滞不爽，三五日一行，小溲黄热，舌边尖红苔黄略腻，脉象弦滑。证属胃失和通，中州不畅，君神被扰，乏其安泰，治宜和胃调中，导滞安神。处方：半夏12g，北秫米18g，茯苓18g，石菖蒲9g，枳壳9g，厚朴9g，山楂9g，大黄6g，甘草6g。7剂。每日1剂，水煎，早中晚3次分服。

药后酣睡1宵，饮食有增，腑通便泄。守方大黄减为3g，续服1周，安卧如常。

按：本案不治心而神入宅，遂心安神宁，堪系治疗不寐病证之一大变法也。观此乃胃气阻滞，中州乏和，君神不守，失其安泰，而彻夜难寐，即所谓“胃不和则卧不安”之变。先生治从半夏秫术汤合小承气汤化裁，着重疏导胃腑，和运中焦，俟食馨便调，出纳有节，于是君无邪扰而神安心宅故获效。

健　忘

鲁某，男，65岁，教师。1978年7月2日诊：夙患神经官能症10余年，夜难成寐，通常迄至子时就寝，且近月来发生健忘，睡前所记之事翌晨即忘，时常离家外出而不知归途，终日满面愁容，忧心忡忡，闭门自守，不敢外出，脑晕耳鸣，听力日差，少气懒言，倦怠乏力，腰酸膝软，步履缓慢，肢端欠温，夜尿频多，舌淡苔薄白，脉象沉细。证系下元衰惫，气不化精，精亏髓减，脑失所养，治宜培元补肾，化精生髓，荣益脑窍。处方：熟地黄24g，山茱萸15g，山药24g，党参24g，黄芪30g，菟丝子15g，枸杞子15g，巴戟天15g，益智仁9g，五味子9g，补骨脂9g，灵芝9g，茯苓9g，九香虫6g，鹿角片（先煎）6g。每日1剂，水煎，早中晚3次分服。

此后守方进退，酌增制首乌、锁阳、肉苁蓉、丹参、当归、川芎、龙骨、牡蛎等，调治3个月，自觉记性显著好转，前述善忘征象完全消失。

按： 脑踞颅内，由髓汇聚所成，内藏元神，故“人之记忆皆在脑中”（《本草备要》），然肾藏精，精生髓，髓聚而上通于脑，是生成脑髓的重要脏器，正如《医学衷中参西录》所曰：“脑为髓海，乃聚髓处，非生髓之处，究其本源实肾中真阴真阳之气酝酿合化以成……沿督脉上升而贯注于脑。”本例即因下元一虚，气不化精，精亏髓减，脑窍失养，发生善忘之变。先生治从培元补肾入手，令气旺精生，生生不息地化髓质上荣于脑，俾脑得其养，聪敏且慧，健忘得瘥遂在必见。

厥　证

先生同乡郭某，男，42岁。猝患气厥，延先生往诊。患者形体丰腴，突然昏仆，僵卧于地，不省人事，口噤拳握，不能言，呼吸气粗，四末逆冷，扪之心胸微温，舌苔薄白，脉来沉弦。断为气机逆乱，壅塞心胸，阻闭清窍之候。即令郭妻速请壮男者数人把病者扶坐，左右各一人扶肩，又一人或在前或在后将头扶正，勿令其头偏斜。然后用鲜生姜500g，白酒（煮温）

1000g，将姜切断，浸蘸白酒在其胸胁并背脊由上往下用力顺推。约一时许，患者大叫一声，厥回神苏，气息调匀，一如常人。续予顺气降逆，宽胸开郁之剂，3帖而安。

按：本例气厥，实系气盛有余之人，骤因恼怒惊骇，“怒则气上”，“惊则气乱”，气逆上冲，清窍壅塞，神明迷乱所为。先生撷选生姜浸蘸温酒循其胸胁背脊用力由上向下顺推，乃取姜、酒宣散走窜、开闭透发之性，配合按摩推擦，堪令经气和通，气无阻碍，胸中至高之气由是下达，遂获厥苏神清佳功，这与灌服苏合香丸、王枢丹、五磨饮子治厥者颇有异曲同功之妙。

郁　证

李某，女，27岁，教师。1977年8月27日诊：患者前因妊娠不慎跌仆而流产，后又悉知其夫生活越轨，劝之不悔，自此痛不欲生，满面愁容，终日怏怏不乐，神志恍惚，目光呆钝，长吁短叹，甚或啼哭失控，以泪洗面，胸脘痞塞，两胁胀满，嗳逆不已，食不思，水少饮，舌淡红苔薄腻，脉象弦细。辨证为情志怫郁，肝失疏泄，气机结滞，治宜舒肝解郁，利气散结。处方：柴胡9g，青皮9g，香附9g，枳实9g，佛手9g，瓜蒌皮9g，瓜蒌仁9g，川楝子9g，刺蒺藜9g，绿萼梅9g，木香9g，玫瑰花9g，白芍9g，甘草6g。每日1剂，水煎，早中晚3次分服。

服7剂，神情黯然、悲恸欲哭之征明显改善，且食已甘味，胸脘胁肋痞胀亦瘥，遂宗上方酌加茯苓、丹参、当归、郁金、八月札、竹茹、橘叶等，续服21剂，悒郁寡欢状态消失，数年郁证几获痊功。

按：肝列五行属木，类比如春日的树木在阳光和煦、雨露滋润环境中而树干挺拔，枝繁叶茂，欣欣向荣，彰显其舒展条达的特性。若因精神刺激，所欲不遂，隐曲内蓄，莫能释怀，超越了肝的调节效应，遂引起其性消沉、神情失展为特征的郁证表现。病变及此，先生治宗舒肝开郁，理气散结，遂其春生畅达之性，自令肝用自如而疏条有节，情悦神怡，郁证向愈。

狂 证

刘某，女，26岁，农民。1975年5月28日诊：患者向来性格内向，寡言少语，1周前因家庭不睦与夫争执，忿詈恚怒，愤恨难伸，初觉耳闻辱骂之声不绝，语无伦次，啼笑失禁，随后突然变生狂乱，面颊潮红，口中秽气熏人，怒目直视，盛气凌人，力大胜过壮男，昼夜无眠，拒不进食，大便多日未行，小溲短黄，舌深红苔黄垢，脉弦滑数。夫家原欲送往合肥市某精神病医院就诊，惟其兄坚请先生诊治。参脉察症，判属气郁化火，夹痰上扰，蒙蔽心窍，神明逆乱，治宜清肝泻火，镇心涤痰。处方：龙胆草9g，黄芩9g，黄连9g，栀子9g，大黄9g，芒硝（溶服）9g，丹参15g，麦冬12g，石菖蒲9g，郁金9g，茯神（朱砂拌）15g，瓜蒌皮15g，瓜蒌仁15g，生地黄24g，生铁落（先煎）30g，竹沥（兑入）15g，甘草6g。每日2剂，水煎，分4~6次服毕。

连服1周，神情稍安，每晚入寐2小时，大便日解2~3次。守上方去芒硝，改每日1剂，续服2周，能独自复诊，神情安逸，语言举止正常，夜眠5~6小时。

按：本例堪系暴怒伤肝，气失疏泄，郁而化火，炼液成痰，痰火上扰心窍神明，引发狂证。先生主以清肝泻火，涤痰宁心之治，乃系切中病机的正对之法，与病与证无不合拍。

痫　证

顾某，男，28岁，农民。1976年11月30日诊：宿患痫证6年余，每于发作前自觉头晕胸闷，阿欠连连，旋即猝然昏仆，两目半开半阖，口吐白沫，喉中痰鸣不绝，四肢抽搐，历时10～15分钟，醒后神志清晰，全身疲惫瘫软，近来每日发作，甚或日达2～3次，面色黄晦，脘胀呕逆，肢体困重，舌淡苔白厚腻，脉象弦滑。诊为积痰阻窍，神明失用，治宜涤痰开窍定痫。处方：天南星9g，半夏9g，白附子9g，苍术9g，白术9g，陈皮9g，枳实9g，厚朴9g，茯苓24g，石菖蒲12g，当归12g，白芍12g，丹参18g，郁金9g，延胡索9g，白矾（包煎）4.5g，远志9g，僵蚕9g，全蝎6g。每日1剂，水煎，早中晚3次分服。

7剂尽服后诸症悉减，且服药期间仅小发作1次。濒临顽疾自此得以转机，患者神怡志悦，期盼向愈之情自不待言，然而3日后猝遇车祸，病者不幸当场亡故。

按：此乃痰浊深匿，积留不去，一遇恚怒惊恐，气机逆乱，痰随气动，“心神出舍，舍空痰入”（《医碥》），壅塞心窍，君神无主，窍闭神迷，遂成癫痫之患。先生治守涤化痰浊，开窍定痫，俾其闭锢深伏之痰浊尽得廓清化除，于是窍机通达，痰痫幸有向愈之机。

痞　证

胡某，男，37岁，农民。1977年10月14日诊：患胃疾3年余，因惧怕被西医检出“癌病”，遂长期辗转中医治疗，或温中，或化浊，或消导，几无寸效。证见心下痞满，堵闷如塞，触按濡软，口干而苦，渴欲引饮，胃纳呆纯，过时不饥，恶心呕逆，泛酸嘈杂，腹中雷鸣，形体日瘦，倦怠乏力，身重体困，大便溏薄，时夹不消化之物，小溲短少黄热，舌红苔底白罩黄，脉象细滑。诊为寒遏中宫，热壅胃腑，引发脾胃不和，升降忤逆，气机壅滞，痞结于中，治宗寒温并用，温凉互协，以奏调脾理胃，和中消痞佳功。处方：半夏12g，干姜9g，黄连9g，黄芩9g，党参18g，白术9g，甘草9g，苍术9g，茯苓15g，枳壳9g，陈皮9g，木香9g，生姜5片，大枣5枚。每日1剂，水煎取汁，早晚分服。

服7剂，脘痞锐减，纳旺便调。迭进前药14剂，诸症若失，未再复发。

按：参察脉症，本例显属脾寒气馁，清气乏升；热郁胃腑，浊气不降，升降之机悖逆，上下不得交泰，气机壅滞痞结所致。设单投甘温扶脾或苦寒泄胃者均失偏颇，故先生予以辛苦甘调同施，健补通降互协，迅速地消除寒热杂糅、清浊互淆之变，俾中州健运，升降有序，气机和通，遂其痞自解。先生常说脾胃病恒见寒热错杂见证，所以李东垣倡升脾阳、降阴火之治，观《脾胃论》不少方剂俱取温清交融于一炉也。

痞　证

吕某母亲，69岁，山东人。于1959年4月间患痞满，饮食不进20余日，遂邀先生往诊。患者胸闷脘痞，腹笥满胀，终日嗳气，呕逆不已，口干不欲饮，不饥不食，食而无味，殆至厌食，午后低热，烦闷不安，咳痰黏稠，咯吐不爽，形体瘦削，倦怠乏力，溲黄便结，舌红绛苔薄腻，惟偏左侧有一块似蚕豆大小黄腻苔久刮不去，脉弦濡而滑。细析此证，堪属痰热夹滞，痞结于中，遵清化导滞，消痞泄满以治。处方：法半夏6g，陈皮4.5g，紫苏梗4.5g，紫苏子4.5g，栀子6g，连翘9g，南沙参9g，竹茹4.5g，杏仁6g，淡豆豉4.5g，枳实6g，厚朴6g，谷芽（炒）9g，麦芽（炒）9g，建曲6g，甘草4.5g，火麻仁9g。每日1剂，水煎，早中晚3次分服。

守上方进退，计进21帖，黄苔化除，脘宽纳旺，病遂痊愈。

按：此例痰结食积，久郁化热，痞结胸腹，运化乏健，传导失司，是以痞满不欲食。先生治宗栀子豉汤合曲芽二陈汤去茯苓、小承气汤去大黄增火麻仁，并添紫苏梗、紫苏子、杏仁、连翘、南沙参、竹茹等，着重清疏痰热食滞。庶郁热涤清，痰食廓除，遂脘腹舒泰，诸症顿挫。

呕　吐（十二指肠壅积症）

蔡某，男，38岁，工人。1977年5月30日诊：平素饮食不节，饥饱无常，终日嗳逆连连，多食益甚，近因五一节暴饮暴食，猝见恶心呕吐，吐出乃为胃内滞留食物残渣及腐涎痰沫，胃脘胀满，攻撑疼痛，口苦干黏，食纳锐减，面色黄晦，形神委顿，倦怠乏力，大便结滞，小溲微黄，舌质淡，苔薄白，根部黄腻，脉沉滑。X线胃肠摄片示十二指肠壅积症。四诊合参，归属饮食所伤，中州失理，清浊互淆，治当升清降浊，斡旋中土。处方：党参18g，白术12g，半夏9g，陈皮9g，甘草9g，茯苓15g，木香9g，旋覆花（包煎）12g，代赭石（先煎）15g，砂仁6g，神曲9g，大黄6g，生姜5片，大枣5枚。每日1剂，水煎取汁，早晚分服。7剂。

服首剂药后，随之腹泻酸臭味黏液样稀便2次，自此脘腹爽畅，未再呕吐，续遵原方化裁，酌加藿香、苍术、枳壳、厚朴、干姜、黄连等，调治月余，诸恙悉除。X线胃肠摄片复查示十二指肠壅积症告愈。

按：本例显属脾胃失和，升降悖逆，清浊淆乱所使。盖脾胃合德，清气升运上布，腑浊通降下行，中宫始得生化，维持其纳旺食馨、化纳有序的生理局面。今坤土虚惫，脾元不足；胃气壅阻，腑浊乏降，若单一培益脾土，升运清气，或涤泄结滞，导下胃浊，则均非所宜。是以先生斟酌虚实，统筹攻补，法循升清降浊，斡旋中土入手，冀期升降咸宜，脾胃重获常度，遂病得向愈，吐逆自已。

噎　膈（食管癌）

赵某，男，67岁，农民。1977年7月28日诊：患者素嗜烈酒，每次约饮斤许，于4月初出现吞咽困难，食入作梗，经合肥市某医院诊断为食管癌，门诊治疗2月余效验不显，遂求诊于先生。证见食入噎膈，渐次加剧，近日虽进流汁亦频频返出，伴随黏痰涎沫，咯吐不净，终日嗳气连连，胸膈刺痛，绵绵不休，面色不荣，咽干舌燥，渴喜凉饮，形体稍瘦，大便干结如羊矢，三五日一行，小溲如常，舌质紫暗，苔薄黄而干，脉沉涩滞。诊为痰瘀互结，毒灼阴伤，治宜祛痰消瘀，解毒润燥。处方：威灵仙12g，半夏12g，旋覆花（包煎）15g，枳实9g，八月札15g，山豆根12g，天花粉24g，山慈菇12g，急性子12g，七叶一枝花12g，白花蛇舌草24g，半枝莲24g，瓜蒌仁12g，桃仁12g，干蟾皮9g，守宫9g，水蛭9g，丹参15g，莪术12g，大黄4.5g，甘草6g，天冬（另煎取汁兑入）30g，麦冬（另煎取汁兑入）30g，韭菜汁（兑入）半匙。每日1剂，水煎，分4~6

次服毕。并嘱忌饮烈酒，勿食辛辣、灼烫、生冷、粗糙、霉变食物及各种动物头、蹄肉。

服7剂，虽仍吞咽作梗，然咯吐黏痰减少。续进7剂，梗噎趋缓，进食稍觉顺畅，黏痰锐减，遂守原方酌增石见穿、王不留行、蜀羊泉、刀豆子、沉香、党参、白干参、西洋参等，调治8个月，进食正常，余恙若失。随访2年，亦无明显不适。

按：本例显属酒醇火毒灼津成痰，炼血酿瘀，痰瘀交阻于食管，食管狭窄，通降受阻，逆而不降，上下乏通，是以发生噎膈病证。所幸患体正虚未甚，先生主以化痰消瘀、解毒润燥、下气启膈之治，遂取效彰然。

胃　痛（十二指肠球部溃疡）

周某，女，36岁，工人。1975年4月28日诊：患十二指肠球部溃疡5年余，病情缠绵，迁延不愈，近来胃脘胀满，攻撑作痛，痛连胁肋，得食稍缓，空腹益甚，每遇怨愤恼怒、情怀不畅则脘痛必作，时时泛酸，嘈杂不堪，嗳气连连，口苦而黏，食不甘味，性情急躁，夜寐艰眠，溲黄便约，舌淡红，苔前中部白腻根处薄黄，脉来弦细。证属肝气郁逆，失于疏泄，乘脾犯胃所为，拟从疏肝理气，运脾和胃立法。处方：柴胡9g，枳实9g，白芍9g，半夏9g，陈皮9g，黄芩9g，黄连6g，吴茱萸4.5g，炒大黄4.5g，木香9g，茯苓12g，白术9g，海螵蛸15g，瓦楞子15g，白芷9g，延胡索9g，甘草9g，北秫米15g。每日1剂，水煎取汁，早晚分服。

二诊：服7剂，脘痛著减，胃口转佳，遂于昨中午进食煲炖母鸡半只，致夜胃痛猝作，取上方加神曲9g、藿香9g。嘱其注意忌口。

药进7剂，胃痛若失，遂遵原方酌加党参、苍术、白及、鸡内金、八月札、砂仁等，治疗2个月，胃痛悉除，纳馨神旺。

按：本例乃属肝失疏泄，气机郁逆，乘脾犯胃，木土悖逆所使。先生法循疏肝理气，运脾和胃以治，且药物组遣力求疏而勿破，清而勿凝，温而勿燥，补而勿滞，可谓深得“治胃如衡，平中见奇”旨趣。

胃　痛（慢性浅表性胃炎）

李某，男，49岁，工人。1976年11月28日诊：患慢性浅表性胃炎11年，辗转更医，久治罔效。刻下胃脘隐痛，悠悠不已，喜按喜温，得食痛缓，遇冷加剧，上腹饱胀，或宽或急，多食尤甚，嗳气呕恶，自觉嗳后脘腹暂舒，口淡无味，纳谷欠馨，面色萎黄，倦怠乏力，手足逆冷，大便溏泄，小溲清长，舌质淡有齿印，苔白腻，脉象缓弱。审症参脉，归属中虚脏寒，气失和通，治宜温中理虚，缓急止痛。处方：党参18g，黄芪18g，白术12g，桂枝12g，白芍12g，甘草9g，半夏9g，陈皮9g，茯苓9g，砂仁6g，木香6g，神曲6g，生姜5片，大枣5枚。每日1剂，水煎，早中晚3次分服。

服7剂，脘痛顿减，续遵原方酌加干姜、藿香、苍术、延胡索、当归、川芎等，调治3个月，10余年胃疾尽除而愈。

按：本例显系中虚脏寒，气失和通，缘于长期忧思劳倦，饮食不节，致脾胃受损，气阳衰惫，脘腹经脉乏煦，气运不和所致。此类证候通常具有病程久长、起病缓慢、其痛悠悠、时作时止、喜按而不拒按，且疼痛部位始终踞于脘腹处，并不及于胁肋，必以空腹为著，稍进食物则痛势略缓等特点。先生根据“虚则补之”法则，治从温运中州，扶阳理虚，缓急止痛，遂获卓效。设若拘执于“痛无补法”之论，专于攻通导滞用事，必犯虚虚之戒。张景岳说得好：“凡属诸痛之虚者，不可不补也。”

胃　缓（胃下垂）

王某，女，41岁，工人。1977年11月30日诊：素禀薄弱，形体瘦削，于5月初出现脘腹痞满，嗳气不舒，食欲不振，迁延半年复见胃脘疼痛，腹胀而坠，饱食餐后则痛坠益甚，于是时常忍饥不食，以致营养摄入不足，形神交惫自不待言，口淡乏味，呕吐清水痰涎，面色萎黄，精神倦怠，肢软乏力，大便秘滞，三五日一行，小溲清长，舌质淡，苔白略腻，脉来细滑。胃肠钡餐检查胃下垂9cm。审症参脉，诊为胃缓，缘由饮食失节，劳役过度，导致脾胃乏调，升降逆常，治宜益气补中，通调运导，斡旋气机，协和升降。处方：党参18g，黄芪30g，白术12g，甘草9g，枳实9g，枳壳9g，木香9g，半夏9g，陈皮9g，茯苓9g，当归9g，五味子9g，柴胡4.5g，升麻4.5g，吴茱萸4.5g，火麻仁9g，山楂9g，生姜5片，大枣5枚。每日1剂，水煎取汁，早晚分服。并嘱服药期间慎寒热，调饮食，注意劳逸结合，开展跑步锻炼。

服7剂，胃痛顿挫。继进7剂，脘腹胀坠消失，谷馨神振，体力复常。

按：本例先生诊为胃缓，见于《灵枢·本藏》篇“肉䐃不称身者，胃下。胃下者，下管约不利。肉䐃不坚者，胃缓”也。究因长期饥饱无时，劳役过度，损及中宫，致脾乏升运，胃失和降，气运窒滞，升降反作，清气在下，浊气在上，清处踞浊，浊处陷清所使。先生治宗补泄并理，开阖互用，升脾降胃，斡旋气机，冀中州得治，升降斡旋得复，则胃缓遂愈。须要指出的是，此际切勿一味呆补、蛮补，设专予补中益气汤、丸，反致胃腑窒塞壅滞，影响脾气升运上腾。

跑步治胃下垂，是先生与王化国医师多年来研索制定的一种简单易行之运动项目，计治疗胃下垂55例，效验卓然。一般适合于瘦长体型，表现为下腹较上腹部偏大，有长期消化不良症状，缺乏腹直肌运动且腹压增高之人。要求清晨起床空腹时先小步慢走，继之慢跑，随后快跑，每次40～60分钟为宜，俟跑步结束10～20分钟，再饮水进食。务必持之以恒，每日不辍，即使服药结束，亦可单行跑步，藉以巩固疗效。

胃　积（胃癌）

李某，女，50岁，农民。1976年10月5日诊：患“胃病”10余年，长期脘腹隐痛，心下硬满，食纳呆顿，于8月初猝发脘痛如绞，柏油样稀便满便盆，随收住合肥市某医院确诊为胃癌，拟行手术治疗，遭患者拒绝，辗转延请先生诊治。证见胃脘刺痛，固着不移，食入嗳腐胀满，漾漾欲吐，近日仅进少许米汤、豆腐花等流质，呃声低沉，连连不绝，时时咯吐白色黏稠痰液，面色苍白，唇甲惨淡，目眶凹陷，声低气短，动辄喘促，眩晕欲仆，形体瘦削判若两人，四末清冷，倦怠乏力，便坚色黑，小溲短少，舌淡白光莹，干枯无苔，脉芤虚乏。诊为痰瘀互结，气郁毒聚，日渐成积，迁延失治，引起久损重虚，中气衰败，化源欲竭逆变，亟与益气建中，以续生机。处方：红参15g，党参15g。每日1剂，浓煎取汁，频频呷服。

二诊：告知服之5日效验平平，越5日形神略振，10日后始渐口和津布，思进糜粥，现每餐食薄粥或面糊约60g，胃痛略缓，矢气频转，然结粪不下，苔白薄腻，中央淡黄稍糙，脉来沉细软弱。参脉察症，此系中气渐复佳兆，治循建中培土，消痰散瘀，泄毒行滞立法。处方：党参15g，红参12g，白术12g，黄芪24g，三七9g，茯苓12g，枳壳6g，木香6g，半夏6g，陈皮6g，山药9g，当归9g，石上柏12g，半枝莲12g，喜树叶12g，苦参9g，土贝母9g，仙鹤草15g，血余炭12g，蜂房4.5g，守宫4.5g，炒大黄3g，甘草4.5g，大枣3枚。每日1剂，水煎滤液，早中晚3次分服。

计服14剂，胃已不痛，纳振食馨，大便通调，粪色正常，续守原方酌加天南星、莪术、桃仁、白花蛇舌草，山慈菇、石见穿、七叶一枝花、干蟾皮等，间断服药10个月，病情平稳，能操持家务。

按：本例始为胃积久损重虚，中气衰败，化源告竭在即，“上下交损治其中”，故先生亟与红参、党参，煎汁呷服，俾化源得充，中气得复，延续生机。继而针对正元凋残，中气虚亏而痰瘀毒聚，气机结滞之病理本质，续与建中培土，运脾和胃，消痰散瘀，泄毒行滞之治，可谓法随证变，步步为营，终于脉症俱平，化险为夷，步入坦途。

泄　泻

姜某，女，35岁，工人。1977年5月29日诊：夙有血白细胞、血色素减少之疾，1周前出现粪质清稀，便次增多，经厂卫生所诊断为急性肠炎，为避免药物影响血象，遂自取独头蒜及辣蓼煎汤，连服3天，病情有增无减，泻下急迫，如注水之状，日达10余次，腹痛肠鸣，脘满纳减，口干不欲多饮，面黄少华，倦怠乏力，肢体困重，小溲短少不利，舌淡苔白腻，脉象濡缓。证属邪湿内侵，困阻中焦，脾乏健运，清浊不分，水谷并走大肠，治宜淡渗利湿，参以固摄敛涩之味，俾水湿得去，中州得治，运化有权，泄泻自已。处方：白术 12g，苍术 12g，茯苓 18g，猪苓 12g，泽泻 12g，藿香 9g，厚朴 9g，陈皮 6g，肉豆蔻 6g，砂仁 6g，芡实 15g，五味子 9g，神曲 9g，甘草 6g，车前子（包煎）9g，薏苡仁 24g。每日 1 剂，水煎，早中晚 3 次分服。

计服 5 帖，大便如常，诸症均瘥，惟面色萎黄，神倦体怠，乃中虚营弱之故，继以参苓白术散合归脾汤调治之。

按：“湿气胜，五泻成”（《医学三字经·泄泻》），泄泻为患离不开“湿”字，故有“无湿不成泻”之说。本例即因湿邪内侵，困遏中焦，脾乏健运，水谷不化，水反为湿，谷反成滞，湿滞混杂，合污而下，直迫大肠，肠道传导失司也。先生予淡渗利湿，佐以固摄收敛之治，分阑门，利膀胱，急开支河，引水旁流，分消肠道水势，庶水湿去，脾运调，大肠传导之功复常，于是泄止病瘥。一般认为治泄“当利其小便”（《金匮要略·呕吐哕下利病脉证并治》），“诸泄利……先分利之”（《脾胃论·调理脾胃治验》），而禁用收敛止涩之味。如朱丹溪《金匮钩玄》即谓：“世俗专用涩药治痢与泻，若积久而虚者，或可行之；而初得之者，恐必变他疾，为患不小矣。殊不知多因于湿，惟分利小水最为上策。”先生联系多年临床实际，认为丹溪之论诚有偏颇，反复强调虽系泄利初起，泻泄清稀，暴下如注，便次频繁，糟粕腥秽，只要并非大便垢滞不爽，腐臭如败卵，不堪嗅闻者，提示里无腑垢结滞，即可于淡渗利水剂中少佐涩肠固脱之味。具体而言，治方以利为主，导湿下行，解其湿困；收涩为辅，利中寓敛，缓和其泻下急迫之势，监制其淡泄渗利太过。这对体虚者可防其益虚，未虚者则可防其转虚，颇有

"治未病"奥义。再者，某些收敛药物本身尚具有调中利湿之功。如肉豆蔻，缪希雍云："理脾开胃，消宿食，止泄泻之要药"(《本草经疏》)；又如芡实，黄宫绣云："味甘补脾，故能利湿，而使泄泻腹痛可治"(《本草求真》)。可见先生倡导之利涩并投确寓有相反相成、相得益彰妙意，绝无兜涩敛邪之弊。

泄　泻

某年夏令，汉口码头某烟馆主之子3周岁。罹患泄泻，迁延反复，延久不愈，便泄清稀，每日5~7次，腹痛肠鸣，面色苍黄，呼吸浅微，中脘痞满，干呕连连，口渴不欲饮，身热无汗，扰按毫不灼手，烦扰不安，四末逆冷，时时搐搦抽掣，舌苔灰白无津，六脉沉迟缓弱。询其所服药物，始知汉上诸医皆守时令，无非一派祛暑清热、坚阴止泄之品。参合脉症，析此原为脾胃伤冷，水谷不分，泻泄如水，由于治之失当，兹成寒凝中宫，土馁阳虚逆变，治当祛寒温中，暖脾化湿。遂嘱其父速购干姜6g，煎沸取液，少少与服，服后未及片刻，诸症顿挫，险象悉退，续予理中汤合胃苓汤化裁之：党参9g，干姜9g，白术9g，甘草9g，茯苓6g，泽泻4.5g，猪苓3g，苍术6g，厚朴3g，陈皮4.5g，藿香6g。每日1剂，水煎，早中晚3次分服。5剂。

尽剂病愈。

按：此乃时值盛夏，脾胃伤冷，医者不察，误投祛暑清泄，致寒滞中宫，运化失司，升降乏常，引发便泄稀薄如水，腹痛肠鸣，脘痞干呕，渴不欲饮，四肢逆冷；而身热无汗，抚之并不灼手，心烦不宁，堪系里寒内迫，虚阳外越之象；脾阳受损，化源匮乏，筋失其养，经脉挛急，故手足阵阵抽掣，这种"土虚木必摇”征象实即脾虚生风，土败发痉也；舌苔干白无津，显属阳虚寒凝，津失布化所为；脉来沉迟缓弱，尚非微细欲绝，知此独因中阳消索，脾土颓败，且未累及于肾，不致逆陷孤阳散脱险境。鉴于此，先生法循温中荡寒，运脾化湿之治，药尽病愈自在必然。

泄 泻

崔某，男，51岁，工人。1975年3月5日诊：自1973年1月起每晨4～5时遂腹中肠鸣，辘辘有声，迅即泻下清稀夹杂不消化宿食稀薄便，且近半年来除黎明腹泻外，每进含纤维食物则便泄即作，有时登圊临厕小便时大便亦常失摄而溏泄，面少华色，食纳不振，脐下清冷，腹肌如冰，时觉隐痛，腰膝酸软，四末欠温，舌质淡胖，苔白腻，脉象沉细，两尺无力。斯证之发生机理，缘由命火久衰，肾失煦蒸，堪无燠土之功，不能暖脾助运，遂成火衰土冷之候，治从温益下元，补火暖土着眼，冀肾阳得充，上煦脾土，运化有权，必大肠传导复常，泄泻自已。处方：补骨脂12g，肉桂6g，制附子（先煎）6g，党参15g，山药15g，苍术9g，白术9g，干姜6g，肉豆蔻6g，甘草9g，五味子12g，伏龙肝（煎汤代水煮药）120g。每日1剂，水煎，早中晚3次分服。

连服14剂，诸症皆瘥，便调泻已。2年泄泻，竟获痊功。

按：《素问·金匮真言论》说：“肾开窍于二阴。”指出肾与前后二阴排泄二便的功能密切相关。是以肾阳旺盛，温煦佳良，于是脾运有权，大便如常。究此乃因命火衰惫，肾阳消削，不能暖脾助运，火衰土冷，故每于子丑五更阴气独盛之际发生洞泄，经年累月，久久不止，又称“五更泻”。先生从温壮下元，补火暖土立法，方宗二神丸合桂附理中汤加减为治，与因与证无不合拍，故尔力拔病根，获桴鼓佳效。

痢　疾

庄某，男，38岁，农民。1977年9月24日诊：病患痢疾，缠绵月余，屡服黄连素、痢特灵、氯霉素等未效。证见便泄黏液多沫，夹杂赤白脓血，日达5～7次，腹痛阵作，肛门坠重，头额胀痛，阵阵恶风怯冷，皮肤栗起而无汗，中脘痞满，纳呆食减，周身酸楚，两腿沉重，小便短黄，舌淡红苔白腻，根处罩黄，脉象浮数。查大便常规：白细胞（+++），红细胞（++），脓细胞（+）。参察脉症，此虽热陷肠腑，郁而化热，里热内壅，肠络失和，脂膜受损，化为脓血杂下，然风寒外束，表证仍在，治当疏表清里，表里合治。处方：羌活9g，独活9g，柴胡12g，葛根15g，白芷9g，桔梗9g，枳壳9g，川芎9g，茯苓15g，黄连9g，黄芩9g，党参9g，甘草9g。每日1剂，水煎，早中晚3次分服。

二诊：服7剂，便泄脓血消失，日解2～3次，余恙已挫，遵原方加白术9g、苍术9g、白芍9g、当归9g，以增强健运和营之功。7剂。

尽剂告愈。

按：此痢显乃风寒感袭，表未尽解，而邪迫肠道，里热内壅，致表邪郁闭，肠腑传导失司也，先生遵喻氏法化裁，辅以清里泄热之品，药尽病愈。盖喻嘉言治痢每宗解肌疏表立论，称“逆流挽舟法”，即挽其狂澜，倒转舟行，鼓舞机体生发之气，提其陷里之邪从表而出，及时逆转其陷里下泄之势，俾下痢自愈。实际上此无论痢病初起，抑或中后期者皆可选用。追忆先生治痢时曾反复叮嘱，切勿一见泄痢，未察表候之有无，即投清泄导滞、理气和血诸味同冶于一炉，致使表遏里困，邪势缠绵，必引发临床脉症或效而不彰，或有增无减之憾事。故立法遣方务应细析表里，详察虚实，方能恰合因机，治无不殆。

痢　疾（溃疡性结肠炎）

马某，男，39岁，干部。1977年9月24日诊：患者由合肥市某医院诊断为慢性溃疡性结肠炎，虽屡经中药汤剂合并灌肠等治疗，终因疗效不显遂经友介绍转诊于先生。证见便泄大量白色黏液，夹杂少许脓血，日解3～5次，肠鸣辘辘，脐腹疼痛，肛门坠重，面黄少华，口苦而黏，纳呆食减，脘胀嗳逆，形体瘦削，倦怠乏力，小便短黄，舌苔白腻根部淡黄，脉象缓细。辨证为湿热下迫，肠腑传导失司，迁延既久，困脾碍运，中阳衰亏，而呈虚实相合、寒热互杂之变，治予温运中宫与清泄湿热并举。处方：苍术12g，白术12g，党参15g，黄芪18g，干姜6g，炮姜6g，砂仁6g，茯苓15g，白头翁9g，马齿苋18g，黄芩9g，黄柏9g，黄连4.5g，苦参9g，木香9g，山楂9g，枳壳6g。每日1剂，水煎，早中晚3次分服。

连服14剂，大便日解2次，且黏液脓血消失，遂与原方酌加山药、薏苡仁、白芍、石榴皮、地锦草、秦皮、鸡内金等，调治2个月，纳昌神健，便次、便形正常，随访2年未见复发。

按：细析本例乃恣食肥甘厚腻，湿热壅遏肠腑，传导失司，气凝血滞，脂膜受损，内溃成疡，而倾脂刮膜，下痢赤白，久溃不敛，脾元受损，中阳不振，终成本虚标实之变。此中虚为本，湿热属标，交相影响，互为因果。设湿热不清，必脾虚难复；脾虚失运，则湿热不除。是以先生理虚、清化合裁，冀土厚气补，湿热下泄，病去其因，于是肠络和活，腐去生新，痢止病痊。

腹 痛

汉口一高姓码头工人，男，20 岁。某年盛夏，时届酷暑，赤日炎炎，挥汗如雨，患者口渴殊甚，乃俯首新汲井水桶而暴饮，未及片刻，腹中绞痛，于诊榻之上辗转爬跌，高声呼叫，烦躁欲死，头痛无汗，周身酸楚疼痛，宛如绳捆索绑，苔白脉紧。辨证为寒袭于表，饮滞于内，阳失温运，气乏宣通，亟予散寒宣表，温阳化饮。处方：麻黄 9g，制附子（先煎）12g，细辛 9g。取 1 剂，于半日内煎服 3 次。

服后即愈。

按：本例发病急暴，来势凶险，显因夏月纳凉饮冷，寒邪外袭，水饮内伤，内外交患，是以发生腹痛如绞，头痛身痛；至于烦躁欲死，非为神情不安的心烦见症，而是腹绞痛时出现的辗转反侧，痛苦万般，难以忍耐，无片刻安宁之状。先生主以麻黄配细辛，疏散表寒；附子合细辛，温化停饮，变《伤寒论》温阳和表之麻黄细辛附子汤而为疏解化饮之治，1 帖而愈，真善用仲景经方也。

腹 痛

王某，女，27 岁，农民。1976 年 4 月 28 日诊：患者已妊娠 3 个月，3 日前骤见右上腹钻顶样疼痛，牵及肩背，弯腰屈膝，辗转不安，恶心呕逆，肢端厥冷，昨夜猝吐蛔虫 3 条，小便短黄，大便秘结，舌苔黄腻，脉象弦滑。证属胃热肠寒，脏气乏和，蛔虫动扰，上窜膈间胆道，急予逐寒泄热，缓急安蛔。处方：乌梅24g，花椒9g，细辛6g，桂枝6g，干姜6g，制附子（先煎）6g，黄连9g，黄柏9g，党参9g，当归9g，白芍9g。每日1剂，分早中晚3次煎服。

二诊：服3剂，痛止症挫，续守前方加苦楝根皮9g、槟榔9g、使君子9g、大黄9g、山楂9g。

连服3剂，大便转稀，日解2次，排出蛔虫10多条，病遂痊愈。

按：本例相类于西医胆道蛔虫症，乃因邪入于里，胃热肠寒，蛔虫上扰，窜膈入胆，气血逆乱，发为蛔厥。先生初循乌梅丸寒温并调，安蛔止痛，尔后增添驱虫杀蛔，通腑行滞之品，遂蛔随便下而痊愈。

腹　痛（胆囊炎、胆石症）

吕某，男，41岁，工人。1977年6月29日诊：夙患上腹疼痛2年余，每因进食油荤而引发，上周起出现右胁腹绞痛，径向右肩胛区放射，剑突下偏右有压痛及叩击痛，墨菲征阳性；B超示：胆囊、总胆管呈慢性炎症改变，总胆管内有$1.0\times0.9cm^2$结石。合肥市某医院诊断为胆囊炎、胆石症，经服解痉止痛、抗炎利胆、口服溶石药均未效，乃转诊于先生。证见上腹剧痛，连及肩背，阵发性加重，脘痞呕恶，口苦而黏，食纳不思，小溲短黄，大便秘滞，舌深红苔黄腻，脉象弦滑。此乃湿热内蕴，壅遏中焦，肝胆疏泄不利，致胆腑失却中清、通降之能，由是胆汁久淤，凝结成石，亟宜清热化湿，疏肝利胆，参以泻泄腑实之治。处方：柴胡21g，茵陈24g，金钱草60g，郁金15g，川楝子12g，枳实15g，厚朴15g，半夏12g，木香15g，黄芩15g，大黄（后下）12g，海金沙（包煎）15g，海浮石 15g，白芍 15g，甘草 12g。每日 1 剂，水煎，早中晚 3 次分服。

二诊：服 7 剂，自觉腹痛减轻，然右上腹仍有压痛，便结不下，9 日未行，拟上方改大黄为 15g，加芒硝（溶服）9g。7 剂。

上方服讫 3 剂，肠中搅动，泻下秽粪甚多，剑突下压痛消失。续服至第 6 剂时突发剑突下剧痛不已，2 小时后腹痛缓解，诸恙俱挫。B 超复查胆管内结石消失。

按：胆附于肝，输精汁而不传化糟粕，故为“中清”之腑，其生理特性则以“通降”为顺。今恣饮醇酒，过食肥甘，酿湿生热，湿热壅滞中焦，肝胆疏泄不利，胆腑之汁失于“中清”，胆腑之功乏于“通降”，由是胆汁淤滞，凝结成石。先生恒取大柴胡汤合四逆散化裁，并以生大黄为主药。大黄既治胆，复治胃，其利胆则使胆腑之汁“中清”、胆腑之气“通降”；治胃通过泻泄阳明，合肠腑同治，荡下腑积，因势利导，乃有助于胆复和通泄降之能，所谓“胃降胆自安，便通腹痛止”也。如此邪实下泄，俾胆复“中清”“通降”常态，从而清除了胆石赖以形成和存在的条件，遂产生排石效应。至于排石过程中突然发生胆绞痛，甚或发热、黄疸者，提示结石被推向总胆管下口，此为排石反应，不久腹痛缓解，体温正常，黄疸消退，是为排石现象，均属病情向愈佳兆。

腹　痛（肠梗阻）

王某，男，59 岁，农民。1976 年 8 月 27 日诊：1 月前经合肥市某医院诊断为不完全性肠梗阻，服西药渐趋好转。日前因进食鸡汤面条并及瓜果生冷，猝见腹中绞痛，坚满拒按，7 日未大便，无矢气，恶心呕逆，口干舌燥而欲思热饮，面色苍黄，形寒肢凉，舌质暗淡，苔白腻积厚，六脉沉紧。证属寒实内结，腑气阻滞，亟当温里逐寒，泻泄腑实。处方：制附子（先煎）9g，干姜9g，枳壳9g，厚朴9g，大黄（后下）9g，木香9g，槟榔9g，山楂9g。日服2剂，水煎，分4次服毕。

进服1剂后，矢气频转，腹胀满稍减。服毕第2剂，至夜泻下秽臭稀便半便盆，腹痛顿挫。翌日，减为日服1剂。计服3天，矢便畅行，霍然病愈。

按：本例显属阳虚里寒，饮食不慎，致寒凝积滞阻塞于内，腑气不通，传导失司，先生当机立断，大刀阔斧，治从温下里实，首日即获佳绩，3日病瘳。

便　秘

先生本村村民王某，男，42岁。前患外感，经服疏表发汗之剂，表解热退，体温正常，惟大便秘结，旬日未行，且又胃口喜开，纳谷渐馨，欲食鸡鸭鱼肉之类，特遣其女请教先生可否进食荤腻厚味？先生即令速购五花肥肉1斤，嘱其炖烂如泥，放量食之。

患者连汤带肉进食盈碗，翌日大便遂通，粪质干燥坚硬。

按：大肠为传导之官，之所以能节律有度地排送大便，必待阴充肠润。若肠枯乏津，少营阴之滋濡沃润，犹似干涸之沟渠，无水以载舟而艰涩不行。该例堪因感证之后，阴津受劫，津不濡腑，引发肠燥便结，故先生专以润泽滑腻之肥荤脂质与服，俾肠腑得濡，而糟粕宿垢随之得下。

霍　乱

1931 年夏秋，皖省江淮之地久旱无雨，气候酷热，草木枯萎，霍乱流行，王湾村一男性农民，40 岁。患霍乱，大吐大泻，腹中冷痛，未及 1 日，两目深陷，目光黯淡，唇焦齿槁，口干欲饮，声音嘶哑低微，大肉消削，指螺皱瘪，四肢逆冷，两小腿强直拘急，发为转筋，舌质淡苔干白，六脉细弱。诊属禀赋不足，脾胃自衰之体，恣食生冷寒凉，虚寒内生，复感暑热疫疠之气，邪热由表入里，寒热互杂，入陷中宫，导致脾胃失调，升降悖逆，清浊淆乱逆变，亟予寒温并举，斡旋中焦，协调升降，举清导浊以治。处方：党参 15g，白术 9g，苍术 9g，甘草 6g，白扁豆 24g，半夏 9g，藿香 9g，干姜 9g，吴茱萸 6g，黄连 9g，黄芩 6g，木瓜 9g，蚕沙（包煎）9g，竹茹 9g。日服 2 剂，水煎 6 次，滤液，不论顿服毕。同时针刺委中、承筋、承山穴。未料针入皮下，旋因小腿转筋而将银针卷弯，无奈先生急令其弟用温水蘸湿布鞋底叩击两小腿百余次，其强直拘急渐趋缓解，遂留针半日，转筋消失。

翌日复诊，患者已能起坐，吐泻俱已，惟身形疲惫而已。

按：霍乱发病急骤，变化迅速，病势险恶，必须明晰机因，据证立法。先生认为当时所见者乃系调摄失宜，感受暑湿秽浊之气，复因饮食不慎，恣食生冷不洁之物，从而内生里寒，外冒秽热，寒热交织，病发中州，脾胃受戕，升降失调，清浊互淆，诸症乃作。治疗必须立足中焦，寒温互投，斡旋升降，举清泄浊。先生循守此法曾治愈霍乱百余人。

胁　痛

孙某，男，38岁，农民。1962年3月11日诊：患者1周前不慎被耕牛牛角连连撞击左胁肋部，皮下瘀肿，痛如锥刺，固着不移，咳嗽及深呼吸痛势益甚，舌质紫暗苔黄腻，脉象沉涩。诊为胁肋外伤，肝脉受挫，瘀血停着，治宜活血祛瘀，疏利肝络。处方：当归15g，红花15g，桃仁15g，穿山甲（先煎）9g，天花粉24g，制乳香9g，制没药9g，木香9g，枳壳9g，瓜蒌仁12g，瓜蒌皮12g，柴胡15g，大黄12g，甘草9g，童便（兑入）半酒杯，白酒（兑入）半酒杯。每日1剂，水煎，早中晚3次分服。

服1剂后，大便日解3次，矢气连连，胁痛顿减。续服3帖，痛瘳病痊。

按：本例乃因外力撞击，肝脉受损，瘀血停着，络道受阻，不通则痛，引发胁肋剧痛不已。先生主以复元活血汤增损，活血兼以行气，荡涤凝瘀败血，俾瘀去络通，则胁痛自平。

黄　疸（急性黄疸型肝炎）

李某，男，25岁，农民。患者于1962年3月2日收住合肥市某医院，诊断为急性传染性黄疸型肝炎，连续治疗2月余，效果不著，于同年5月12日请先生会诊。证见身目黄染，色如金橘，午后身热，体温38.2℃，口渴引饮，烦闷不安，脘腹胀满，纳呆食减，厌食油腻，恶心欲吐，胁肋隐痛，神情困顿，倦怠乏力，大便燥结，4日未行，小溲短少黄浑，舌质红苔黄腻，脉象滑数。查体：巩膜、皮肤明显黄染，肝上界在锁骨中线第6肋间，肋缘下2.5cm，剑突下3cm，质软，轻压痛，脾未触及。肝功能检查：黄疸指数38U，谷丙转氨酶546U/L，麝香草酚浊度12U，麝香草酚絮状（++），硫酸锌浊度16U。辨证为湿热疫毒，交相蕴蒸，腑气受阻，致胆汁外溢，逆行入血，治宜清利泄毒，通腑导滞。处方：茵陈90g，大黄（后下）12g，栀子15g，垂盆草30g，田基黄30g，虎杖15g，赤茯苓15g，泽泻12g，黄芩12g，黄柏12g，山楂12g，白茅根60g，玉米须60g，甘草9g。每日1剂，水煎，早中晚3次分服。14剂。

二诊：身黄锐减，大便微溏，日解2～3次，守原方减大黄为4.5g，加白术12g、茯苓18g。14剂。

药尽身黄悉瘥，纳振神旺，复查肝功能正常而出院。

按：黄疸分为阳黄与阴黄两类，阳黄尤为常见，堪因湿热疫毒交蒸不解，腑气阻滞，胆汁不循常道，逆行入血，浸染肌肤所使。先生主以茵陈蒿汤加味，大方频投，旨在清利泄毒，通腑导滞。妙在此乃荡下逐秽与清利水腑同施，显有祛邪从二便外出之意，是以邪势顿挫，身黄尽退。

黄　疸（急性黄疸型肝炎）

郑某，男，51岁，农民。1970年5月19日诊：素禀消瘦羸弱，于1月前由合肥市某医院诊断为急性黄疸型肝炎，自购邻村某医“退黄单方”，连进旬余，吐泻不已，病势益甚，遂延请先生诊治。证见身目俱黄，色乏鲜明，呕恶嗳逆，漾漾欲吐，口淡乏味，不思饮食，脘腹䐜胀，食后尤甚，右胁隐痛，终日不辍，畏寒怯冷，四末欠温，肢体沉重，倦怠乏力，大便溏薄，每日6～8次，小便短黄，舌淡苔白腻，六脉沉弱。查体：巩膜、皮肤黄染，色稍黯，肝上界在锁骨中线第6肋间，肋缘下

2cm，剑突下3cm，质软，轻压痛，脾未触及。肝功能检查：黄疸指数35U，谷丙转氨酶498U/L，麝香草酚浊度10U，麝香草酚絮状（++），硫酸锌浊度14U。辨证为阳气虚衰，寒湿阻遏，郁而发黄，治宜温阳扶虚，泄湿退黄。处方：白术15g，苍术15g，干姜9g，制附子（先煎）9g，党参18g，茯苓24g，茵陈30g，薏苡仁30g，厚朴9g，猪苓9g，泽泻9g，藿香9g，神曲9g，甘草9g。每日1剂，水煎，早中晚3次分服。7剂。

二诊：身黄渐退，呕恶腹胀改善，仍便溏，日解3~5次，守上方加砂仁6g、山药24g。7剂。

三诊：身黄锐减，巩膜轻度黄染，便溏，日2次，遂守上方酌加白芍、丹参、郁金、陈皮、木瓜、玉米须等，计服21剂，诸候悉平，复查肝功能在正常范围。

按：本例阴黄，缘由治之失误，脾阳受损，寒湿中阻，郁而发黄，先生与茵陈术附汤并茵陈理中汤合裁，温里助阳，利湿退黄，可谓药证对的，是以投而即效。

肝　病（慢性病毒性肝炎）

任某，男，35岁，工人。1978年5月24日诊：患慢性病毒性肝炎6年余，经中西药物久治罔效。见其形体清癯，面色少华，右胁隐痛，悠悠不辍，劳累后疼痛明显加剧，头晕耳鸣，两目干涩，齿龈渗血，口中常带血腥气味，五心烦热，夜不安寐，腰膝酸软，小便短黄，大便滞结，舌质红，苔薄黄，根部厚腻，脉沉细数。肝功能检查：谷丙转氨酶308U，麝香草酚浊度12U，麝香草酚絮状（+++），硫酸锌浊度18U；血小板$32\times10^3/mm^3$。诊为湿热疫毒，羁留日久，阴津受劫，肝肾交损，治宜柔肝滋肾，清化泄毒。处方：生地黄30g，白芍15g，麦冬15g，玄参12g，女贞子24g，旱莲草24g，栀子9g，紫草15g，卷柏15g，土茯苓24g，连翘24g，板蓝根24g，牡丹皮9g，黄芩9g，黄柏9g，苦参9g，虎杖9g，白茅根60g。每日1剂，水煎，早中晚3次分服。

服14剂后，胁痛锐减，龈血减少。继守原方酌加南沙参、太子参、山药、枸杞子、五味子、薏苡仁、糯稻根等，调治4个月，诸恙消失，病态全无，复查肝功能、血小板均在正常范围。

按：本例乃湿热疫毒未清，阴津被劫，损及肝肾，先生于清利泄毒之际，择选甘寒养阴、柔而不腻之品，力求滋阴不碍湿，利湿不伤阴，俾阴充血沛，肝得柔养，则肝功能、血小板生化指征的改善复常自在必然。

鼓　胀（肝硬化）

余某，男，37岁，农民。1978年9月29日诊：患慢性活动性肝炎11年，于1977年10月经合肥市某医院确认为肝硬化腹水，服用双氢克尿噻、氨苯喋啶、氯化钾等西药未效，又进三棱、莪术、䗪虫、水蛭等活血破瘀剂3个月，致病势日剧。证见腹部膨隆，状如圆鼓，腹壁青筋显露，胁肋刺痛，固着不移，脘腹胀满，食后尤甚，饮食困顿，面色晦滞黧黑，颜面虚浮，颈胸部有多枚散在蜘蛛痣，大肉消脱，形瘦如柴，肠鸣辘辘，下肢微肿，精神疲惫，倦怠乏力，大便溏薄，日解5~7次，小便短少，舌质淡胖，苔白腻，脉沉弱。查体：肝大，肋缘下2cm，质稍硬，触痛明显，脾大，肋缘下5.5cm，腹围88cm，腹部叩诊有移动性浊音。肝功能检查：谷丙转氨酶186U/L，麝香草酚浊度18U，麝香草酚絮状（+++），硫酸锌浊度15U，总蛋白68/L，白蛋白33g/L，球蛋白35%。B超示：肝脏弥漫性病变伴腹水。此乃病及肝脾，木土俱伤，脾虚水蓄并见肝络瘀滞，治宜健脾行水，和肝消癥。处方：党参24g，黄芪30g，白术12g，苍术12g，茯苓18g，干姜9g，砂仁9g，丹参18g，穿山甲（先煎）9g，当归9g，山楂9g，白芍9g，猪苓9g，泽泻9g，薏苡仁30g，泽兰18g，益母草18g，虫笋24g，葫芦24g。每日1剂，水煎，早中晚3次分服。

二诊：服7剂，尿量增多，腹胀改善，余恙稍缓，然仍便溏次频，守原方加益智仁9g、鸡内金15g。

连服14剂，腹胀锐减，大便稀溏好转，日解3～4次，胁肋疼痛平缓，遵原方加陈皮、大腹皮、木香、牡丹皮、鳖甲、玉米须等，连续调治3个月，诸候悉平。B超复查：肝硬化、脾肿大，未见腹水。此后间断服药3个月，病情稳定，腹水未再复发，肝功能复查基本正常。

按：本例单腹胀急，浊水潴留，窃踞腹中，究乃肝络瘀滞，酿成癥积，木横乘土，脾运失职，水液停聚，形成水瘀交病。换言之，此水邪内停固因于脾之失运，但脾之失运却缘于肝之瘀痹。然值此脾阳虚馁，反致土衰不能荣木之际，而调益脾胃，安抚中土堪乃治剂之首选。是以先生予健脾行水合以和肝消癥，俾得脾运肝柔，水去络畅，病恙得瘥。

鼓　胀（肝硬化）

李某，男，37岁，工人。1978年6月24日诊：于1971年3月患病毒性肝炎，曾3次收住合肥市某医院，1年前确诊为肝炎后肝硬化腹水。证见腹大如瓮，坚满绷急，腹壁青筋怒张，胁肋刺痛，终日不休，巩膜黄染，颧颊血缕显露，颈胸有蜘蛛痣多枚，形体瘦削，唇干鼻燥，口苦而黏，心中懊侬，烦闷不安，小便短黄不畅，大便秘滞，舌暗红，苔薄白，根部厚腻，脉沉弦而涩。肝功能检查：黄疸指数 20U，谷丙转氨酶 102U/L，麝香草酚浊度 18U，麝香草酚絮状（+++），硫酸锌浊度 17U，总蛋白 71g/L，白蛋白 33.5g/L，球蛋白 37.5g/L，γ 球蛋白 24%；B 超示：肝硬化，脾肿大，腹水中量。脉症合参，当为湿热蕴蓄，羁留中焦，引发肝络瘀阻，蓄瘀停着，脾失健运，水不受制，法从调肝运脾，消瘀行水，淡渗清利之治。处方：白芍 15g，当归 12g，丹参 18g，郁金 9g，鳖甲（先煎）9g，穿山甲（先煎）9g，党参 15g，白术 15g，黄芪 30g，茯苓 24g，泽泻 9g，薏苡仁 30g，白茅根 30g，马鞭草 30g，茵陈 30g，半边莲 30g，金钱草 24g，虎杖 9g，冬瓜皮 30g。每日 1 剂，水煎，早中晚 3 次分服。

二诊：服 14 剂，尿量增多，腹胀稍缓，拟原方加大腹皮 9g、泽兰 9g。

续服 14 剂后，黄疸渐退，腹胀胁痛锐减，遂遵原方酌加桃仁、莪术、猪苓、车前子、益母草、玉米须等，连续调治 6 个月，诸恙消失，复查肝功能接近正常范围，B 超示肝硬化，脾肿大，未见腹水。

按：本例鼓胀，源于湿热蕴聚，迁延失治，肝脾两伤，引发血瘀水停，肝积复伴脾虚。鉴于此，先生撷选茵陈、白茅根、马鞭草、金钱草、半枝莲、虎杖清利邪湿蕴热；白芍、当归、丹参、郁金、鳖甲、穿山甲活血软坚消癥；党参、白术、黄芪、茯苓、泽泻、薏苡仁、冬瓜皮健脾益气利水。诸药相合，消补兼施，补而不壅，消而毋伤，堪乃化癥消胀之良法。

肝　积（原发性肝癌）

李某，女，38岁，工人。1975年6月26日诊：患病毒性肝炎10余年，于1月前收住合肥市某医院确诊为原发性肝癌，住院治疗2周后自动出院延请先生诊治。证见右胁刺痛，日趋加剧，面色灰滞，口苦而渴，脘腹满胀，呕恶欲吐，食纳不思，神情疲怠，肢软无力，身形瘦削，小溲短黄，大便秘结，舌暗红，苔中根部稍黄腻，脉弦细数。诊为中气衰败，疫毒蕴结，瘀凝肝络，治宜调中健脾，化瘀泄毒。处方：白术12g，党参18g，黄芪24g，茯苓15g，丹参9g，郁金9g，莪术9g，山豆根18g，苦参18g，青蒿30g，七叶一枝花15g，白花蛇舌草24g，半枝莲24g，穿山甲（先煎）12g，鳖甲（先煎）12g，僵蚕24g，八月札12g，大黄4.5g，甘草6g。每日1剂，水煎，早中晚3次分服。

二诊：连服14剂，胁痛稍缓，食纳改善，腑通便泄，日1次，守原方加薏苡仁60g、海藻30g。同时兼服扶正消癥散：红参60g，西洋参60g，三七60g，斑蝥（去头、足、翅，与糯米适量炒成淡黄色，再拣取斑蝥）30g，青黛120g，人工牛黄120g。共研细末，每服4.5g，日服3次，米汤送服。

此后遵上方酌增山慈菇、蜂房、柴胡、天葵、铁树叶、桃仁、虎杖等，间断服药1年2个月，胁痛不著，纳佳便调，继因癌结节破裂经救治无效而亡故。

按：肝癌病势凶险，死亡率极高。究此乃疫毒久羁，未得清解，引起血脉受阻，瘀凝肝络，致正元受戕，中气虚败所为。先生针对毒热、瘀、虚这一病理变化而与清泄疫毒、化瘀软坚、健补中气之治，效验佳良。不过，先生对此远期效果并不满意，认为尚待进一步研求。强调只有扶正补益与破癥逐邪诸法联用，始能切合病机，提高疗效。

头　痛

朱某，男，41岁，干部。1973年6月12日诊：夙患低血压病，遂每日煎服白糖参9g、黄芪30g。服迄匝月，猝见头痛烘热，自觉满头筋脉紧绷跃起，目睛干燥，畏光羞明，口苦而干，胸中燔灼，时欲敞怀解衣，性情急躁，夜寐不眠，大便秘滞，小溲短黄，舌质红苔薄黄，脉象弦数。此乃气升火浮，上扰清空之证，治当泻火泄热，清利头目。处方：生石膏（先煎）30g，黄芩9g，黄连6g，栀子9g，夏枯草21g，牡丹皮9g，川牛膝9g，大黄6g，甘草6g。每日1剂，水煎，早中晚3次分服。

服7剂，头痛顿挫，诸候悉平。

按：本例头痛，显因参、芪迭进，壅补太过，气升火浮，所谓“气有余便是火”！而火性炎上，窜逆上扰，直迫清空，致头痛暴作。先生平脉察症，紧扣因机，法循泻火泄热，撤其焚、平其焰，是以头目清利，其痛何有？

头　痛

李某，女，21岁，农民。1977年7月15日诊：患者于3月前行引产术后第3天冒雨在水塘洗涤衣物，当即自觉两手清冷如冰，一股寒气遂自手臂径窜脑门，致巅顶啬啬冷痛，绵绵不已，得暖稍缓，遇冷增剧，面容青晦，口和不渴，嗳噫呕逆，泛吐涎液冷沫，胸脘痞塞满闷，食纳不馨，神情委顿，疲惫乏力，大便溏薄，小溲清长，舌淡苔白滑腻，脉象弦紧。证属寒凝厥阴，浊阴之邪上逆，治宜暖肝散寒，破阴降逆。处方：吴茱萸9g，细辛9g，桂枝9g，川芎9g，半夏9g，陈皮9g，党参12g，茯苓12g，甘草9g，青葱管5根，生姜5片，大枣5枚。每日1剂，水煎，早中晚3次分服。

服3剂，头痛锐减。续服3剂，巅顶冷痛若失。

按：巅顶为患，与肝相关。盖足厥阴经脉分布曲折，络属部位颇广，绕阴器，抵少腹，布胁肋，循咽喉，入颃颡，连目系，与督脉交会于巅顶。此因调摄失慎，致浊阴凌厉之邪循经上犯，寒凝肝脉，经脉挛急，痹阻不通，遂引发头痛也。先生治守吴茱萸汤加味，着重暖肝逐寒，泄浊降逆，3剂而症状顿挫，6帖竟收全功。

头 痛

某年隆冬，胡姓兄弟老三和老五，因事不遂而斗殴，老五被老三用扁担砸击头部，当即昏厥，人事不知，约2时才苏醒。嗣后头痛不已，如锥如刺，每逢阴雨天而其痛如裂，苦不堪言，更医服药取效甚微，延诊先生已3年矣。患者精神沉闷，烦扰不安，时时泛恶，夜难入寐，虽倦怠疲乏，然形体未见瘦削，语音清亮，胃纳尚佳，脉缓细涩，舌质淡紫，苔白薄腻。详察脉症，颅脑外伤，血瘀阻络为其头痛无可争辩之因，本当亟与活血搜剔，主以逐瘀通络之类，然患者由于长期服药罔效，而婉拒药治。先生颇觉意外，观病者神情凄楚沮丧，悉心求治，斟酌再三后告知：①择选尺许长实心木棍，每晚临睡前用力击打足底涌泉穴，左右各200次。②两手拇指自双侧太阳穴向上推擦及发际，再沿发际向后推擦至风池穴，此应力度均匀，先轻后重，每日早晚各推擦200次。

胡某依嘱而行，未及2月，头痛全瘥，痛苦不堪之态一扫而净。

按：本例头痛，有类脑震荡后遗症，良因脑部外伤，血脉瘀阻使然。先生应用木棍击其涌泉穴及主动推擦头部，可刺激末梢神经，促使血流加快，微循环改善。尤其击撞足底涌泉穴，显属“上病下取”之法。盖人体多条经脉均起、止于足部，重击涌泉穴，其力度可通过经脉联系上迄巅顶，从而加速头部血运，俾颅内凝瘀活化，经脉宣通畅达，终以症平恙愈而获佳功。

眩　晕（高血压病）

储某，男，59岁，干部。1977年10月14日诊：患高血压病16年，2周前因故友来肥，乃设家宴款待，席间破例开怀畅饮，恰值酒酣耳热之际，顿觉头晕目眩，如登舟车，飘浮难定，未迄席散，复见头痛如劈，泛恶呕逆，遂就诊于合肥市某医院，经治疗后病情缓解，然翌日诸候举发，目冒金花，站立不稳，头目胀痛，牵及颈项后背，耳鸣如潮，哄哄熇熇声响不绝，口干而苦，烦扰难安，二便不畅，苔薄黄舌质红绛，脉弦劲而数。血压200/120mmHg。诊为水不涵木，肝阳上亢，亟与滋阴清火，平肝潜阳。处方：生地黄30g，白芍24g，玄参15g，黄芩15g，栀子15g，黄连9g，石决明（先下）30g，牡蛎（先煎）30g，夏枯草24g，天麻12g，钩藤（后下）24g，川牛膝15g，牡丹皮9g，茯苓15g，大黄4.5g，山楂12g，车前子（包煎）24g。每日1剂，水煎，早中晚3次分服。

服7剂，眩晕头痛锐减，血压180/108mmHg。续遵原方酌加刺蒺藜、决明子、泽泻、酸枣仁、豨莶草、槐花、僵蚕等，经治月余，晕痛消失，心境平和，3次复测血压均在正常范围。

按：本例眩晕猝作，堪因阴亏于下，水不涵木，酒热化火，煽动肝阳暴张，逆扰清空使然，先生予清肝泻火，育阴潜阳之治，乃不易之定法矣。

眩　晕（美尼尔综合征）

赵某，男，39岁，干部。1978年4月29日诊：患者经合肥市某医院诊断为美尼尔综合征，经久不愈，反复发作。上周头晕猝作，眼冒金花，视物旋转，摇晃欲仆，如登舟车，两目不能张视，闭目则暂已，耳内嗡鸣，终日不绝，恶心嗳逆，泛吐清涎冷沫，胸闷脘痞，纳少多寐，舌淡苔白腻，脉象沉弦而滑。诊为痰浊阻遏中宫，积留不去，上蒙清窍，亟予和理中州，燥湿祛痰。处方：半夏15g，茯苓15g，苍术9g，白术9g，陈皮9g，厚朴9g，吴茱萸6g，藿香9g，神曲9g，枳实9g，泽泻9g，姜竹茹9g，白芷9g，木香6g，甘草6g。每日1剂，水煎，早中晚3次分服。

服7剂，眩晕若失。续服7剂，是病未再复作。

按：头为诸阳之首，目系清空之窍。此因聚湿酿痰，痰浊内生，阻遏中焦，上蒙清窍，故欲其不晕不眩，不再得矣。先生调运中宫，燥化痰湿，去其中留之痰，俾痰浊廓除，清阳复展，清空旷达，是以眩候自瘥。

眩　晕（脑震荡后遗症）

黄某，男，38岁，干部。1978年5月4日诊：患者因遭车祸，经收住合肥市某医院救治，确诊为脑挫伤、脑震荡后遗症。兹已出院2年余仍终日头晕而重，双侧太阳穴处隐隐刺痛，每当俯仰顾盼即觉天旋地转，摇晃欲仆，形瘦面晦，目眶黯黑，精神委顿，意识恍惚，怕声响，恶阳光，纳谷不馨，口干不甚欲饮，夜难入寐，两手麻胀，阴雨天益甚，舌质紫暗少苔，脉弦细涩。证属瘀凝络阻，气耗精损，脑髓乏养，虚及元神，治宜逐瘀通络，益气填精。处方：川芎 9g，当归 9g，白芍 15g，桃仁 9g，红花 9g，丹参 15g，三七 9g，黄芪 24g，党参 18g，白术 12g，甘草 9g，鹿角胶（溶服）6g，龟版胶（溶服）6g，五味子 15g，山茱萸 15g，熟地黄 24g，枸杞子 15g，茯苓 15g，神曲 9g，山楂 9g。每日 1 剂，水煎，早中晚 3 次分服。

二诊：服药 14 剂，眩晕渐止，头痛消失，然头项急剧转动时仍觉不适，守原方加葛根 18g，川牛膝 18g，龙骨（先煎）24g，牡蛎（先煎）24g。

连服 14 剂，眩晕悉瘥，头部活动自如，面色红润，体健如昔。

按：此例颅脑外伤，血瘀络阻，虽是其基本因机，然脑元伤残，精气耗损，髓海失养，虚及元神且亦有脉症可征。故先生治予逐瘀通络，益气填精，寓攻于补，攻补兼理，冀邪去而正不伤，既与证候相合，且切病机之需，从而收到满意效果。

中　风（脑血栓形成、脑梗塞）

王某，男，52 岁，农民。1962 年 5 月 30 日诊：患者于今年 3 月 16 日清晨起床后猝倒于地，不省人事，口眼歪斜，半身不遂，遂收住合肥市某医院救治后神识转清，诊断为脑血栓形成、脑梗塞，治迄匝月，复转住合肥市某门诊部应用西药合并针灸续治月余，仍偏瘫床笫，乃延请先生往诊。证见左半身瘫痪，感觉丧失，眼斜口歪，口角流涎，绵绵不辍，舌强语謇，面色晦黯，两颧略浮红晕，声息低微，口干不欲饮，下肢逆冷，重裘不温，神情呆滞，肢体疲惫，小溲清利，大便秘滞，舌淡紫苔白腻而浊沫满布，脉沉细涩。此属下元虚衰，痰浊阻窍，治宜补肾培元，蠲痰开窍。处方：生地黄30g，肉苁蓉15g，巴戟天15g，山茱萸15g，五味子15g，石斛15g，麦冬15g，党参18g，石菖蒲12g，远志12g，茯苓15g，制附子（先煎）9g，肉桂9g，薄荷6g。每日1剂，水煎，早中晚3次分服。

二诊：药进7帖，肢体软瘫如绵并及下肢厥冷均无改善，拟以上方加制附子为15g，增白糖参15g，黄芪45g，当归12g，生姜5片，大枣5枚。

继进7剂，自觉左侧上下肢稍渐有力，颧颊红晕消失，肢冷减轻，遂遵原方酌添丹参、川芎、白芍、白术、菟丝子、锁阳、怀牛膝、川牛膝、何首乌等，服至77剂，肢体活动基本恢复，能坐、立、下地作短距离扶行，发音清晰，口眼复正，嘱其停药加强功能锻炼。

按：本例卒中风，舌强不能言，足废不能行，名曰"喑痱"。良因下元虚衰，阴阳两亏，虚阳上浮，精气无以布达，痰浊阻塞窍道所致。先生应用地黄饮子加减，堪乃补养下元，填精益气，摄纳浮阳，化痰利窍之治。实际上此属阴阳并重，上下同治举措，俾下元得充，痰化窍开，而"喑痱"遂愈。

口 僻

先生本村一王姓男性青年，20岁。某年夏月，时交酷暑，烈日当空，天气炎热，上午辛劳耕作，午饭后酣卧于房檐之下，醒来猝见面瘫口歪，全村轰动，俱谓中邪所致，必得请神驱邪，惟其父坚请先生诊治。证见口眼歪斜，左额纹消失，左眼睑闭合不全，左鼻唇沟变浅，口角右歪，难以鼓腮噘嘴，语言欠利，吐字不清，口渴引饮，烦扰不安，神志清晰，舌边尖红苔薄黄腻，脉象浮数。脉症合参，诊为冒受暑热，津气耗伤，风中脉络，经隧痹阻所致，治宜祛风通络，参以清暑泄热，益气养营。处方：白附子9g，僵蚕12g，全蝎9g，金银花24g，黄芩12g，天花粉24g，麦冬15g，太子参15g，黄芪30g，五味子15g，当归9g，甘草6g。每日1剂，水煎，早中晚3次分服。同时针刺风池、颊车、地仓、合谷、太冲穴。每日1次。

二诊：针药合治1周后，左眼闭合改善，鼻唇沟渐趋清楚，烦渴已瘥，守上方去黄芩、金银花、天花粉，加丹参18g、川芎12g、鸡血藤15g。

续治2周，左目能完全闭合而有力，鼻唇沟复常，面瘫消失，双侧面肌活动基本一致。

按：本例口僻堪因暑月劳作，津气耗伤，猝受风邪，入中脉络、经隧所致。先生撷选 白附子、僵蚕、全蝎即牵正散以祛风通络；黄芪、太子参、麦冬、五味子、当归、甘草而益气养营；始则配以黄芩、金银花、天花粉力挫暑热；继则选取丹参、川芎、鸡血藤，重在疏利血脉，是深得治面瘫之法也。

颤　证

黄某，女，16岁，学生。1976年5月28日诊：自上周起始见头痛无汗，发热恶寒，关节酸楚疼痛，经治疗后寒热悉退，体温正常，继之出现上肢不自主如舞蹈样抖动，时时挤眉、弄目、吐舌、耸肩，下肢疲惫软弱，步履维艰，行走双足难以协调，性情急躁，烦扰少寐，舌淡红苔薄腻，脉浮弱略数。证属风邪外袭，营阴虚耗，经脉挛急，主以祛风养营，舒挛柔筋。

处方：桂枝 9g，白芍 9g，秦艽 9g，豨莶草 9g，天麻 9g，蝉蜕 9g，钩藤（后下）9g，蚕沙（包煎）9g，生地黄 12g，当归 9g，酸枣仁 9g，山茱萸 9g，何首乌 9g，木瓜 9g，甘草 6g。每日 1 剂，水煎，早中晚 3 次分服。

二诊：服 7 剂，不自主动作明显减轻，已可强行控制，步履行走较前自如有力，守原方加女贞子 9g、枸杞子 9g。

续服 14 剂，药尽病愈。

按：本例类似西医小舞蹈病，所见诸症皆为风象，由风邪外袭，营阴亏乏，经脉失养而挛急所致。先生主以祛风泄邪，濡养营阴，俾淫邪外泄，经脉舒缓，而风象得平矣。

奔豚

范某，女，32 岁，农民。1964 年 4 月 2 日诊：病患奔豚迁延年余，广治乏效。证见左脐下痞块如掌，时聚时散，一旦结聚则扪之坚硬，状如鼓皮，遂之气冲及咽，咽嗌如塞，口噤难言，胸宇憋闷，呼吸迫促，心中悸动，筑筑然不宁，脘胁䐜满，干呕连连，频吐涎沫，站立不稳，痛苦不堪，历时 10 余分钟渐趋缓解，须臾复作，舌边尖略红，苔薄白稍腻，脉象弦滑。此属肝失疏泄，气运不畅，复挟冲气上逆，治宜泄肝下气，平冲降逆。处方：川楝子 9g，白芍 9g，丁香 4.5g，沉香（研末冲服）3g，青皮 9g，枳实 9g，木香 9g，香附 9g，延胡索 9g，川芎 9g，槟榔 9g，乌药 9g。每日 1 剂，水煎，早中晚 3 次分服。

连服 14 剂，诸症尽除，奔豚 1 载收功于旬余。

按：推究此候必由惊恐恼怒，致肝失疏通开泄，气机内阻，运行不畅，复挟冲气上逆，引发奔豚所致。先生立足治肝，主以泄肝下气，平冲降逆之治，其效辄能如响斯应。

消　渴（糖尿病）

蔡某，男，29岁，工人。1977年4月2日诊：平素嗜酒成癖，一餐必饮斤许，近来渴饮无度，经合肥市某医院诊断为糖尿病。证见日饮水约5暖瓶（5磅热水瓶），消谷善饥，食难知饱，咽燥唇焦，目赤多眵，视物模糊，心烦少眠，肌肤暵燥，足心灼热，夜寐两足裸露，形体日渐瘦削，神情疲惫，劳作乏力，大便秘滞，旬日1次，小溲频多，舌质红，干黄之苔稍薄，脉象细数。实验室检查：空腹血糖265mg%，尿糖（++++）。参脉察证，判属燥热伤津，津损及气，气阴虚耗，亟当清热滋燥，益气育阴。处方：生地黄30g，山药30g，小红参6g，黄芪30g，麦冬15g，五味子15g，天花粉24g，黄连9g，知母15g，桑叶24g，菊花15g，山茱萸12g，女贞子15g，大黄6g。每日1剂，水煎，早中晚3次分服。

服14剂，口渴锐减，每日约饮2暖瓶，结便转润，日解2次，取原方去大黄，加陈蚕茧、玄参、茯苓、泽泻、牡丹皮、桑白皮、夏枯草等，续治月余，诸症均瘥，复查血糖、尿糖在正常范围。

按：本例良因饮食不节，恣饮醇酒，内生燥热，阴津复劫，津损及气，终成热淫于内，气阴交亏之变。先生治从清折燥热，补气滋阴着眼，俾淫热得除，气充津布，而症挫病痊自在必见。

水　肿（急性肾小球肾炎）

吴某，男，16岁，学生。1975年4月5日诊：患者经合肥市某医院诊断为急性肾小球肾炎，治疗1周，效验甚微，遂转诊于先生。其始见眼睑颜面浮肿，继而延及全身，两目肿合不开，恶风身热，体温38.1℃，咽峡红肿疼痛，口微渴，不欲饮，脘痞纳呆，肢体酸楚沉重，小溲短黄，大便滞约，舌红苔薄白腻，脉来浮滑。查尿常规：蛋白（+++），红细胞（++），白细胞（++），颗粒管型（+）。证属风邪蕴热，壅遏于肺，宣肃失司，水道受阻，决渎不利，治宗疏风泄热，理肺行水。处方：麻黄9g，生石膏（先煎）18g，杏仁9g，防风9g，桂枝9g，牛蒡子9g，猪苓9g，泽泻9g，茯苓9g，白术9g，建曲9g，黄芩9g，山豆根9g，白茅根15g，益母草15g，甘草6g，生姜3片，大枣3枚。每日1剂，水煎，早中晚3次分服。7剂。

二诊：恶风消失，身热悉解，浮肿锐减，守原方加木槿花15g、玉米须30g。

连服7剂，肿去大半。尿检：蛋白（+），红细胞（+），白细胞（－），颗粒管型（－）。乃宗原方化裁，酌增黄芪、党参、苍术、薏苡仁、大蓟、小蓟、冬瓜皮、荠菜花等，续服14剂，诸候悉除，尿常规复查3次均正常。

按：此因风邪蕴热，郁阻肺卫，肺失宣降，不能通调水道，下输膀胱，形成风水相搏，风遏水阻，浊水蓄聚，泛溢肌肤所使。先生始终抓住肺因风窒，水由风起，风激水浊的病理特点，施以祛风泄热之越婢汤加减，疏肺以治水源，俾肺复通调，宣肃当令，而浊水下泄，肿去病瘥。

水　肿（慢性肾小球肾炎）

丁某，女，31岁，工人。1975年8月1日诊：罹患慢性肾小球肾炎6年余，中药、西药、单偏验方广服罔效。患者全身漫肿，久留不退，腰以下尤甚，按之如泥，凹陷不起，面色㿠白，目眶黯滞，脘腹胀满，食纳呆顿，形寒畏冷，四末欠温，腰膝酸软，足跗光亮，肢体沉重，倦怠乏力，大便稀薄，小溲短少不利，舌淡苔白滑腻，六脉沉细。查尿常规：蛋白（+++），红细胞（+），白细胞（+），颗粒管型（++）。此为肾阳衰亏，气不化水，浊水停潴所致，治宗温肾扶阳，化气行水。处方：制附子（先煎）9g，桂枝9g，白术12g，党参18g，黄芪30g，茯苓24g，茯苓皮24g，泽泻9g，猪苓9g，山茱萸12g，白芍12g，鹿衔草15g，石韦15g，白茅根15g，薏苡仁24g，玉米须30g，生姜5片。每日1剂，水煎，早中晚3次分服。14剂。

二诊：小便增多，肿势锐减。尿检：蛋白（++），红细胞（±），白细胞（-），颗粒管型（+）。宗原方加益母草18g、荠菜花18g。

续服14剂，身肿十去八九，余恙俱减，守上方酌加山药、苍术、沙苑子、菟丝子、巴戟天、川牛膝、怀牛膝、木槿花等，调治3个月，身肿悉瘥，尿常规复查正常。

按：本例乃肾阳不振，下元虚惫，气化无力，不能化气行水，邪水停蓄，盘踞不去，内浸脏腑，外注经脉，由是发生阴水身肿之变。先生治从温阳益肾，方守真武汤损益，俾肾阳得振，气化复常，于是肿消水行，病随向愈。否则，杂投攻逐荡水之剂取快于一时，往往戕伐肾元，消削正气，造成严重后果。正如张景岳所说："温补即所以化气，气化而痊愈者，愈出自然；消伐所以逐邪，逐邪而暂愈者，愈由勉强。此其一为真愈，一为假愈，亦岂有假愈而果愈"哉！

淋　证（急性肾盂肾炎）

朱某，女，25岁，工人。1976年6月28日诊：患者于今年5月初患急性肾盂肾炎，经合肥市某医院治趋好转，然于上周复见小便淋沥涩痛，该厂卫生所予呋喃旦啶及八正散等服后罔效，乃延请先生以治。证见小溲频数，急迫不爽，点滴而下，灼热刺痛，尿色黄赤，小腹拘急，痛引脐中，壮热畏寒，体温39.1℃，口苦而黏，呕恶欲吐，腰骶疼痛，大便秘滞，舌质红苔黄腻，脉象滑数。查血常规：白细胞13800/mm^3，中性粒细胞88%，淋巴细胞12%；尿常规：白细胞（+++），红细胞（+++），脓细胞（++）。参合脉症，显属湿热秽浊客阻下焦，蕴郁熏蒸，膀胱气化失司，尿路不利使然，治宜清热泄毒，利水通淋。处方：黄芩15g，黄柏15g，栀子15g，黄连9g，木通9g，泽泻12g，茯苓18g，瞿麦24g，萹蓄24g，车前子（包煎）24g，石韦24g，滑石（包煎）24g，金银花30g，凤尾草30g，大黄9g，甘草9g，淡竹叶30g。每日1剂，水煎，早中晚3次分服。

二诊：服7剂，诸症悉减，偶有尿频涩痛，守原方加生地黄24g、芦根24g。

续服7剂，脉症皆瘥，血、尿常规检查指标俱正常。

按：综观本案是为湿热下注，移入水腑，蕴郁熏蒸，膀胱气化乏司，尿路不利所致。先生方取木通、车前子、瞿麦、萹蓄、滑石、大黄、栀子、甘草即八正散为基本方，加茯苓、泽泻、淡竹叶、石韦通利水腑；黄芩、黄柏、黄连、金银花、芦根、凤尾草泻火解毒；生地黄清滋育津，堪较八正散清利通淋之功倍增，故药后迅即病瘳，效验卓著。

淋　证（输尿管结石）

关某，女，25岁，农民。1977年6月25日诊：患者经合肥市某医院诊断为输尿管结石，治疗2周效验不著。证见右侧腰区绞痛，痛引少腹，小便涩滞不畅，尿不能卒出，窘迫难忍，惊恐不安，溲色黄赤，大便秘滞，舌质略红，苔黄腻，脉来弦滑。肾盂造影示：右侧轻度肾盂积水，右输尿管上段、下段分别有$0.6\times0.8cm^2$、$0.5\times0.6cm^2$阳性结石各1枚。查尿常规：红细胞（+++），白细胞（+）。参脉察症，系属湿热蕴积，稽留不去，煎熬尿液，结为砂石，淤阻水道，治宜泄热利湿，通淋排石。处方：石韦30g，冬葵子30g，瞿麦18g，车前子（包煎）18g，滑石（包煎）18g，金钱草30g，川牛膝15g，海金沙（包煎）15g，白芍24g，甘草12g，大黄6g，玄明粉（溶服）6g。6剂。每日2剂，水煎，日服4次。

二诊：腰腹绞痛锐减，大便转溏，日解2次，宗原方加王不留行15g、白茅根30g。改每日1剂，分早中晚3次煎服。

续服7剂，诸症悉平。肾盂造影示结石全部消失。

按：本案所见是乃湿热久蕴，尿液受其煎灼，日积月累，尿中杂质聚结成石，淤积于肾系、水腑，膀胱气化乏利，尿路受阻，变生石淋所使。良因其病位偏下，先生因势利导，主以淡渗清利，参以泻泄里实之治，俟其湿热下泄，里结荡涤，必有助于推动结石之降下排出。譬如池塘不流，则石聚池底，岿然不动，而江河滚滚，浊浪滔天，遂沉淤廓清，砂石俱下也。

癃　闭

某年夏，一男孩，3 周岁。父母因去农田耕作，将患儿放置石臼约半日许，猝然小便不通，涓滴难出，小腹膨隆，胀如圆鼓，坐卧不宁，其父甚是惊恐，急忙抱至先生处，察其舌淡苔白，脉象沉细。诊为寒凝下焦，肾元受困，气化不及州都，亟予暖肾助阳，化气利尿。先生遂取肉桂、丁香各 4.5g，共研细末，敷于患儿脐腹处，外贴黑膏药固定之。

治后未及 1 小时，尿即流出，随之排尿如泉涌，腹胀顿去。

按：此虽值盛夏，然石臼冰冷寒凉，小儿稚阳之体，久坐其内，寒气侵于下焦，肾元受困，膀胱气化不利，以致猝然小水闭塞不通。先生以肉桂、丁香益火助阳，外敷脐中，内连脏腑，具暖煦下元佳功。冀肾阳得煦，气化复常，则小溲自通，所谓“膀胱者，州都之官，津液藏焉，气化则能出矣”（《素问·灵兰秘典论》）。

腰　痛（坐骨神经痛）

王某，男，32 岁，农民。1967 年 2 月 2 日诊：患腰痛 3 年余，合肥市某医院诊断为坐骨神经痛，延用中西药物及针灸、推拿治之罔效。证见右侧腰骶僵硬冷痛，由臀部沿及大腿后侧向小腿外侧呈阵发性放射性掣痛胀麻，遇劳尤甚，卧息稍缓，局部不红不肿不热，面色黧黑，疲惫乏力，下肢欠温，伸屈抬举不利，活动功能受限，溲频色清，大便偏溏，舌淡苔白腻，脉象沉细。此属下元虚衰，经脉痹阻之候，治当温益肾阳，通络行痹。处方：制附子（先煎）12g，桂枝12g，山茱萸15g，补骨脂15g，巴戟天15g，淫羊藿15g，杜仲15g，黄芪30g，熟地黄24g，当归15g，白芍15g，鸡血藤15g，川牛膝15g，丹参15g，甘草15g，木瓜15g，制乳香9g，制没药9g，生姜5片，大枣5枚。每日1剂，水煎，早中晚3次分服。

服7剂，腰痛锐减。续服14剂，腰骶疼痛完全消失，活动行走如常。

按：腰为肾之外府，行经腰部的经脉无不贯脊络肾。此乃肾元亏乏，阳气衰弱，不能输荣外府，致腰腿经脉失却温煦充养，通达流畅，而腰痛作矣。先生治以温扶肾阳，壮腰荣府，辅以通络行痹之品，俾病患经脉恢复其原有的温通畅达，于是腰腿疾恙得瘥哉！

痹　病

王某，23岁，农民。时值仲夏，气候炎热，雨水良多，患者于2周前冒雨耕作，衣衫浸透，入夜恶风身热，汗出口渴，咽峡肿痛，周身酸楚困重，继而复见双膝、踝关节红肿剧痛，焮红灼热，得凉暂缓，揉按益甚，屈伸不利，步履艰难，小便短黄，大便秘滞，舌红苔黄腻，脉滑而数。此属风湿邪热，壅遏阻滞经脉，治当清热通络，疏风逐湿。处方：生石膏（先煎）90g，知母12g，黄柏12g，黄芩12g，秦艽12g，防风12g，牛蒡子24g，防己12g，忍冬藤30g，土茯苓30g，桑枝30g，苍术12g，薏苡仁30g，牡丹皮12g，赤芍12g，虎杖12g，白芷9g，甘草9g。每日1剂，水煎，早中晚3次分服。另用生大黄、鲜芙蓉叶、鲜凤仙花茎叶各等分，加入食醋适量，共捣如泥，和调为膏，外敷患处。12 小时更换 1 次。

服 7 剂，热退汗止，膝、踝肿痛业减其半，遂以原方酌增生地黄、白芍、海桐皮、川牛膝、威灵仙、丝瓜络、蚕沙（包煎）等，连进 21 剂，诸症皆瘥。

按：本例乃属风湿邪热外客肌腠，邪正相搏，由表入里，里热炽盛，壅遏经脉。当此邪势鸱张，热偏于里之际，先生治从清热通络，祛风蠲湿，未及一月，病遂向愈，可谓深得治痹旨趣。

痹　病

范某，女，26 岁，农民。1975 年 8 月 3 日诊：患者于 3 年前夏月分娩时发生大出血，且因当时天气炎热，不慎纳凉饮冷，衣着单薄，随之出现肘、腕、膝、踝骨节痛若针刺，绵绵不休，渐至肿大僵硬，屈伸不利，得暖热遂稍缓，遇风冷则尤甚，即便酷暑之际患处仍需裹以重棉，面黄少华，唇色淡白，腰膝酸软，形寒肢冷，倦怠乏力，溲清次频，舌质暗淡，苔白薄腻，脉沉细弱。诊为邪入经脉，迁延不愈，气阳衰惫，营血虚亏，络道闭阻，主以温阳益气养血，活络逐邪除痹。处方：黄芪 24g，党参 15g，白术 12g，制附子（先煎）6g，桂枝 9g，补骨脂 9g，鹿衔草 9g，当归 9g，白芍 9g，熟地黄 15g，川芎 9g，山茱萸 9g，木瓜 9g，蜂房 9g，白芷 9g，威灵仙 9g，寻骨风 9g，鸡血藤 9g，鹿角胶（溶服）9g，甘草 6g，生姜 3 片，大枣 3 枚。每日 1 剂，水煎，早中晚 3 次分服。另用川乌 45g、细辛 45g、白芷 45g、川芎 45g，共研细末，每次取药末适量，用生姜汁调拌均匀，外敷患处。12 小时更换 1 次。

连服 14 剂，关节痛势锐减，遂遵原方酌增淫羊藿、九香虫、五加皮、石楠藤、何首乌、桑寄生、续断等，续服 14 剂，关节肿痛尽除而愈。

按：本例乃痹病迁延不愈，淫邪稽留，未得清解，气阳营血衰亏，络道闭阻，正虚邪恋，筋骨失养，堪属虚痹为患。先生参脉察症，针对因机，法循温阳益气养血，活络蠲邪除痹以治，遂如响斯应。

痹　病（类风湿性关节炎）

吴某，女，38 岁，干部。1978 年 7 月 4 日诊：患类风湿性关节炎 11 年，迭进中西药物久治罔效。证见双侧腕、指、踝、趾关节刺痛彻骨，日夜不休，尤以清晨为著，局部肿胀粗大，皮色黯红，木然僵硬，强直变形，屈伸不利，稍动则嘎嘎作响，两肩、肘、髋、膝关节酸痛隐隐，犹似绳捆索绑，活动困难，行走需人搀扶，面色黧黑，口干咽燥，渴不多饮，心中烦热，小溲淡黄，大便自调，舌暗红，边尖有瘀点，苔薄黄，脉象弦涩。判为外邪久羁，络道受阻，气血津液乏于畅达营运，津凝成痰，血结酿瘀，痰瘀闭遏经隧，治当化瘀消痰，祛邪通络。处方：当归 15g，赤芍 15g，白芍 15g，川芎 15g，桃仁 9g，红花 9g，生地黄 18g，丹参 15g，蜂房 9g，䗪虫 12g，地龙 12g，白芥子 9g，白芷 15g，天南星 12g，千年健 12g，豨莶草 12g，伸筋草 12g。每日 1 剂，水煎取汁，早中晚 3 次分服。外用血竭 6g，生乳香 15g，生没药 15g，自然铜 15g，麻黄 15g，细辛 15g。上药共研粗末，浸泡于 60 度白酒 250g 中，2 周后取药液外擦患处，每日 3 ~ 4 次。

二诊：服 14 剂，关节肿痛略减，肿胀僵硬稍有改善，守原方加威灵仙 9g、皂角刺 9g。

续进14剂后，腕、指、踝、趾关节疼痛肿胀锐减，肩、肘、髋、膝关节伸展自如，已能慢步行走，法遵前意，改丸剂缓图。处方：当归150g，赤芍120g，白芍120g，川芎120g，熟地黄90g，生地黄90g，红花90g，桃仁90g，党参150g，黄芪150g，䗪虫120g，地龙120g，蜂房120g，僵蚕120g，白芷120g，天南星90g，白芥子90g，皂角刺90g，威灵仙90g，川牛膝90g，防己90g，寻骨风90g，豨莶草90g，老鹳草90g。共研细末，炼蜜为丸，如绿豆大，每服9g，日服3次，米汤送服。服完后上下肢关节疼痛完全消失，未见肿胀、僵硬，手足活动自如。

按：此为痹病日久，邪留不去，津凝为痰，血结成瘀，痰瘀互结，阻闭经络，深入骨骱，营血乏运，经脉失荣，痼结根深，终成尪痹顽疾之变。先生独出心裁，治从化瘀消痰，逐邪通络，汤、丸合裁，取效佳良。盖舍此别无良策哉！

痛　风

刘某，女，40岁。素体羸弱，气血交惫，某年仲夏患痛风，关节痛楚，此起彼伏，游走不定，时而上肢，时而下肢，遍历百节，屈伸不利，遇风冷而疼痛益剧，得暖熨可得暂安，舌质淡苔白腻，脉象浮紧。辨证为正气不足，风寒湿邪留滞经脉，痹阻气血，亟与祛风除湿，温经散寒，通络宣痹，配合益气养营之治。处方：麻黄3g，桂枝3g，白芍6g，制川乌3g，茯苓6g，薏苡仁9g，黄芪9g，麦冬6g，甘草6g，白蜜（兑入）15g。14剂。每日2剂，水煎，日分4次服毕。

药尽告愈。

按：中医学痛风亦称历节病，以骨关节疼痛，痛循历遍身关节为特征，正如《医学入门》所说："痛风百节皆痛，痛无定处。"现今多将痛风视为与痹证同类疾病。本例显属正元疏蔽，邪气入侵，风寒湿邪痹阻阳气，凝滞气血，致关节为病，来势急，痛势剧。先生主以《金匮要略》乌头汤损益，其乌头深入筋骨，"开通关腠"，搜风逐寒除湿；麻黄发越阳气，领邪外出；桂枝、茯苓、薏苡仁祛风散寒，淡渗利湿；黄芪、甘草、白芍、麦冬益气养营，舒筋缓急；白蜜解乌头之毒，并延长药效。诸药相合，邪气除而正固，力祛风寒湿邪而正毋伤，故尔痹痛顿瘥。再本案乌头量仅钱许，一般不致发生中毒反应，故先生未注明先煎或加以蜜炙也。

鼻衄

李某，男，25岁，码头工人。某年立夏因事与弟斗殴，义愤填膺，情难自禁，晚饮烈酒斤许，翌日清晨鼻衄如注，未及片刻，血流盈碗，经人扶持至先生处，已昏沉不支，面色苍白，口干咽燥，两唇焦赤，渴欲引饮，语声低微，神情委顿，形体疲惫，舌质红，苔黄厚腻，脉弦细数。诊为气郁化火，迫血妄行，上溢清窍，治当清热泻火，凉营止血。随即一则令患者捏紧鼻孔，用油纱条填塞鼻腔以止衄，然堵左鼻则血从右鼻出，堵右鼻则血从左鼻出，两鼻俱堵后又从口中连连吐出大血块，情势甚是岌迫。再则亟取生地黄、黄柏、京墨，一边煎煮，一边磨汁兑服，频频饮之，半日许衄始止。续遣四物汤加郁金、麦冬、甘草，3剂善后。

按：本例鼻衄，暴然而作，究因狂怒之后饮酒过量，火热内迫，血热妄行，上溢清窍使然。所见面白、神委、形惫之征，缘系失血过多派生的不确定症，堪属副症而已。先生察证审因，主以地黄、黄柏，佐以京墨，味简力专，单刀直入，着重滋阴降火，凉营止血矣。

鼻衄

先生于某年深秋途经陈岗村，见一男孩十二三岁，倚门而坐，形体孱弱，面乏华色，毛发稀黄，颧颊艳红，唇赤焦干。询其祖母，始知病儿患鼻衄，迁延不愈，反复发作，无力延医，兹已连续衄血20余日，诊得舌红苔黄，脉来细数。判为气阴交损，阴不济阳，邪火上迫，血溢脉外，法宗益气滋阴，清热止衄。先生遂从包袱中拣出柿饼10余枚，嘱其煮沸后连柿带汤一并服毕。

治后月余，病家登门致谢，告知患儿病瘥，鼻衄未作。

按：柿饼甘凉微涩，清滋补虚，凉营止血。先生应用柿饼10余枚大剂量煎汤顿服，治此气阴交损，火热上迫，脉络受损，血溢脉外引发之鼻衄，堪属循机立法，药证并行不悖，故一服而愈。

齿衄

扬州籍某妇女，36岁。平素嫉恶如仇，稍有不悦，即怒不可遏，患逆经牙宣2年余，兹已淹蹇床笫，月余不起，乃求治于先生。患者初始每值经汛，牙龈渗血鲜红，量多如注，漉漉似泉涌，随后则经净亦常齿衄绵绵，色淡质薄，面色惨白，气短息弱，食纳不思，饮食不进已然8日，泛恶呕逆，形体瘦削，怠惰乏力，怯寒神疲，昏昏欲仆，行走需人搀扶，并在床沿置放一木桶以盛漱嘴水，床头放置一壶温水用于漱口，而漱口水吐入桶内，稍后业成血红色，室内虽燃有“贡香”，但血腥秽气仍阵阵逼人，舌质淡白如镜，脉弱似游丝。询其所服药物，其夫取出一叠处方，无非清滋凉营，益气补血之类。窍思此固因恚怒伤肝，肝疏异常，升发太过，且肝司血海，经行时血海气盛，血海之血随其肝气上逆而致齿衄；然淹缠2年，血溢脉外，散逸不收，气随血脱，已成气血两竭危候，斯时设循泻火凉血而施，必然中气颓败，化源告竭，精气竭绝，如同油尽灯灭，必难挽回，是以前车之鉴不可复辙，踌躇再三，亟拟暖煦中阳，温经止血。处方：炮姜15g，山楂炭30g。研末细筛，分作10份，每日2份，水煎饮汁，早晚分服。

服后齿衄顿减，翌日已能安然起坐，可在室内行走，思食。险岭逾越，渐涉坦途，续予《金匮要略》温经汤化裁，连进10剂，衄血已止，每餐进薄粥碗余，或烂糊盈碗，精神有振，危兆悉除。惟2月后，因事与夫争执，怒动肝气，迫血上逆之势不能遏，遂亡血脱气，血气并脱而亡。

按：本例良因愤懑恚怒，忿恨难伸，致肝气横逆，迫血上行，引发逆经齿衄，亦称“牙宣”。由于久治乏当，衄血不已，气随血脱，酿成气血两竭之变。先生亟予姜炭温经止血，实际上炮姜暖煦中宫，温振脾阳，俾化源有继，气血渐生，从而裹撷血液营运于经脉之中，从根本上控制出血；山楂炭不仅启脾运中，开胃进食，尤能化瘀止血，所谓“瘀血不去，新血不得归经”。足见楂炭酸敛收涩，既能止血，又可和血，冀离经之血复归经脉，于是外溢之血遂止。至于温经汤乃大队温补诸品略佐少量寒凉之味，全方温而不燥，刚柔相济，用于本候以善后，堪谓紧扣因机，恰到好处，是以其沉疴痼疾业趋坦途。不幸患者终因盛怒之下宿疾举发，血气暴脱而殁。

咳　血

王某，男，35岁，农民。1975年6月2日诊：宿患咳逆咯血，迁延不愈，反复发作。1周前因于田间耕作，周身疲困，晚餐遂饮白酒半斤，早起猝感咽部不适，旋即咳出鲜红纯血10余口，当地卫生院予抗炎止血治疗3天，仍咯血不止，痰中带血，混有泡沫，夹杂紫褐血块，面乏华色，咳逆痰黄，口干唇燥，渴欲引饮，胸膺满闷，纳少神疲，溲黄便结，舌质红苔薄黄，脉来滑数。诊为火热上迫，肺失清肃，脉络受损，迫血妄行，主以清肺泄热，凉营止血。处方：黄芩18g，黄连6g，生地黄24g，麦冬18g，知母15g，山豆根15g，杏仁9g，前胡9g，瓜蒌皮12g，瓜蒌仁12g，大黄6g，仙鹤草24g，藕节24g，芦根24g，甘草9g。3剂。每日1剂，水煎，早中晚3次分服。

二诊：咯血明显减少，惟咳痰黄稠夹有细小血丝，守原方加鱼腥草24g、茜草12g。

服3剂，咳平血止，续守原方酌减其量，加百合12g、南沙参12g。嘱每月服7剂，连服3个月，咯血未再复作。

按：咳血亦称“咯血”“嗽血”。本例反复咳血，颇似西医学支气管扩张，堪因邪火迫肺，清肃失司，肺络受损，血溢脉外。正如张景岳所说：“火盛则刑金，金病则肺燥，肺燥则络伤而嗽血”也。先生方宗《金匮要略》泻心汤增损化裁，始终“三黄”联用，清降泄火，宁络止血。由于用方遣药精细入微，针对病机，切中肯綮，故尔迅速控制病情，获效卓著。

咳 血

时届丙寅盛夏，烈日炎炎，先生族兄王某患咳血，痰血互杂，血呈紫褐黯黑色，量不多，迁延月余，广服西药罔效，并见咳痰稀薄，啬啬恶寒，淅淅恶风，面颜黯黄无华，唇色淡白，口不渴，周身酸楚沉困，神情委顿，舌质暗淡，苔薄白腻，脉浮数而弱。诊为正元不足，外邪客表，卫阳闭遏，内迫营血，损及血络，治宜益气调营，疏表散寒，理肺和络。处方：吉林参6g，麦冬9g，五味子9g，黄芪18g，麻黄6g，桂枝6g，白芍6g，当归6g，甘草6g，枳壳6g，茜草6g，泽兰6g。3剂。每日1剂，水煎，早中晚3次分服。

服迄血止病愈。

按：本例乃气阴交损，正元不足之体，时值盛夏，酷暑难耐，久于深堂高厦风冷中乘凉憩息，客寒外袭，卫阳闭遏，郁而欲伸，伤损血络，发生咳逆咯血，畏寒怯冷，阵阵恶风。先生审证求因，治从益气养阴，疏解客寒，理肺宁络，和营止血，方宗李东垣麻黄人参芍药汤化裁，3帖而愈。一般认为血证应用麻、桂辛温表散，恐有动血、耗血之虞，然《伤寒论》第55条明确指出："伤寒脉浮紧，不发汗，因致衄者，麻黄汤主之"。可见无论衄血、咯血，只要确因风寒束表，郁窒腠理，迫及营血，伤损血络，麻黄、桂枝联用，俾表解邪去，卫畅营和，则血宁病愈，绝不致引起络伤血溢危变，试观本案即是明证。

吐 血

合肥市龚湾巷张某，女，53岁。1953年深秋，罹患吐血，卧床不起，延请先生往诊。患者每日吐血盈碗，呈黯红色液体夹紫黑血块，胃脘胀满疼痛，嗳气呕逆，面颊潮红，口渴欲饮，不饥不食，头晕目眩，起坐欲仆，气短神疲，动辄汗出，阵阵心慌，肠鸣辘辘，肌肤灼热，大便色黑如柏油样，小溲黄热，舌苔薄黄，脉弦大而滑。此乃胃热蕴积，脉络受灼，迫血妄行，上溢于口，下流肠腑，以致吐血、黑便交作，亟予清滋养营，和络止血。处方：①生地黄30g，北沙参30g，白芍15g，三七15g，黄连6g，黄芩6g，侧柏炭30g，藕节30g，阿胶（溶服）30g，当归9g，牡丹皮9g，茜草9g，甘草6g，鲜荷梗15g，鲜白茅根（煮水滤液煎药）90g。每日1剂，水煎，早中晚3次分服。3剂。②鲜韭菜适量，洗净绞汁，兑入童便，口干即饮，不论顿次。

3日后呕血、黑便俱止，余恙亦减，且纳昌思食，每餐进稀米薄粥约半碗，遂以和胃调中，益气养营，配合饮食摄养以竟全功。

按：吐血一病，既重且危，故“存得一分血，便保得一分命”（《血证论·吐血》）。先生辨证求因，审因而治，针对火热蕴积，灼伤胃络，迫血妄行邪机，于大剂清滋凉营之中，辅以散瘀和络、养血止血诸味，良因组方遣药主次分明，配伍相宜，是以3剂便力拔病根，血止症瘥。

紫　斑

秦某，女，18岁，学生。1978年5月20日诊：患者于1月前经合肥市某医院诊断为上呼吸道感染，治疗后感症悉解，惟于上周起两下肢出现紫红色斑点，大小不等，密集成片，咽喉疼痛，鼻衄时作，或涕中夹杂少许血丝血点，身热蒸蒸，口渴引饮，烦扰不安，夜难入寐，大便秘结，小溲短赤，舌质红苔薄黄，脉象滑数。此乃邪火内燔，迫血妄行，血溢肌肤使然，亟当清火泄热，凉血和营。处方：水牛角（先煎）30g，生地黄30g，紫草24g，连翘24g，黄芩12g，黄连6g，白芍12g，赤芍12g，牡丹皮12g，茜草12g，旱莲草18g，白茅根24g，大黄6g，甘草6g。每日1剂，水煎，早中晚3次分服。

服7剂，便通衄止，肤斑几去大半。续于原方酌加栀子、黄柏、玄参、侧柏叶、槐花、麦冬、太子参等，连服月余，紫斑消失，病获痊愈。

按：此乃火热熏灼，热盛迫血，血不循经，溢于肌肤之间，是以皮下发生紫红色斑点并鼻窍衄血，先生治循清火泄热，凉血和营，俾营血得清，血不妄行，故斑消病愈矣。

紫　斑（原发性血小板减少性紫癜）

胡某，女，32岁，工人。1977年8月12日诊：患原发性血小板减少性紫癜5年余，皮下显露多处大小不等散在性青紫斑块，斑色黯淡，时起时消，反复发作，过劳加重，面色萎黄，齿龈渗血，头昏目花，心悸不宁，精神委顿，食纳欠馨，夜难入寐，或噩梦纷纭，月汛提前，经血淡红，量多如注，舌质淡苔薄白腻，脉象虚软。实验室检查：血小板 $29\times10^3/mm^3$。此乃脾气虚亏，血运失其正轨，溢出脉外，渗于肌肤所使，亟予益气补脾，养营宁血。处方：黄芪 30g，党参 30g，白术 12g，山药 30g，甘草 12g，五味子 15g，当归 9g，白芍 9g，枸杞子 24g，阿胶（烊化）9g，仙鹤草 24g，龙眼肉 24g，花生衣 24g，柴胡 4.5g，升麻 4.5g，大枣 5 枚。14 剂。每日 1 剂，水煎，早中晚 3 次分服。

服后紫癜锐减，龈血遂止，余恙俱趋改善。继宗原方酌增莲子、芡实、白扁豆、茯苓、菟丝子、补骨脂、女贞子、旱莲草等，调治 2 个月，肤斑诸候全然消失，复查血小板 $120\times10^3/mm^3$。

按：脾气充裕，升运于上，统摄有权，自可调控、裹束血运，俾血循脉道，环周不休，随气而至。正如沈目南所曰："五脏六腑之血，皆赖脾气统摄"。此因脾虚失摄，统血无能，致血溢脉外，渗于肌肤之间，皮下呈现青紫黯淡斑块。扶脾即能统血，先生治从益气补脾入手，以裹撷血液营运于经脉之中，乃从根本上控制出血，故斑去病愈自在必然。

虫　病（钩虫病）

张某，女，28 岁，农民。1977 年 7 月 30 日诊：患者于春夏之交赤手赤足辛劳耕作，遂于手足接触农田泥土处出现皮疹奇痒，搔破后脂水浸淫，变生脓疮，迁延失治，并见咳逆频作，连声不辍，痰白黏稠，夹杂血丝，咯吐欠爽，喉痒声哑，胸际满闷，舌淡红苔白，根部黄而略腻，脉来浮滑。实验室大便图片检查找到钩虫卵。辨证为虫邪侵袭，内舍于肺，金令乏展，宣肃失司，治宜平金降逆，宣肺泄热，杀虫止咳。处方：

白前9g，前胡9g，荆芥9g，牛蒡子15g，杏仁15g，桔梗12g，百部15g，贯众15g，榧子30g，槟榔12g，射干12g，黄芩12g，鱼腥草24g，侧柏叶15g，乌梅15g，枇杷叶（去毛）15g，甘草9g。每日1剂，水煎，早中晚3次分服。7剂。外用百部30g，蛇床子30g，连根葱30g，辣蓼草30g，黄柏30g，苦参30g，甘草30g，鹤虱30g，花椒15g。水煎滤液，用净布浸蘸药液湿敷皮肤疮疡处，每次40分钟，每日2次，每剂连用2天。7剂。

二诊：咳逆顿减，痰血消失，守原方加山豆根15g、瓜蒌皮15g。

续服1周，诸症告愈。

按：钩蚴感染引起皮肤接触泥土之后出现皮疹瘙痒，继而转见咳逆抑或喘促，究因肌肤受邪，迁延不愈，虫邪犯肺，宣肃失司使然。先生主以祛邪宣肺，清金肃降，杀虫止咳之治，收效卓著，曾治愈170余人。据先生经验，若吼喘痰鸣者加麻黄、桑白皮等；面目黄肿者加青蒿、防己等；嘈杂嗳逆者加花椒、木香等；脘痞便结者加大黄、枳壳等；腹满便溏者加藿香、砂仁等；倦怠乏力者加党参、白术等等。

虫　病（血丝虫病象皮肿）

李伦英，女，23岁，农民。1959年3月21日诊：患者经合肥市某医院诊断为丝虫病象皮肿（3期），长期反复出现淋巴管炎，发作时寒战高热，体温40℃，肌肉关节酸痛，复伴两腿肿胀增粗，迁延9年，治之罔效。实验室微丝蚴检查找到微丝蚴。刻诊两小腿并足胫部明显肿粗，皮肤粗糙干燥，高度变硬，有大片鳞屑样斑块及苔癣样变，纹理深陷，状如制革，形成巨大畸形下肢象皮肿，舌淡紫，苔白腻，根部薄黄，脉象濡缓。参合脉症，此因风毒湿浊，凝滞脉络，痹着气血，治宜祛风毒，泄湿浊，削瘀痹，通阻滞，内外合治。处方：1）内服剂：紫苏叶6g，升麻6g，独活6g，花椒6g，槟榔9g，木香9g，小茴香6g，黄柏（炒）9g，苍术9g，青皮9g，当归9g，川牛膝9g，木防己9g，猪苓9g，茯苓9g，木瓜9g，赤芍9g，白芍9g，牡丹皮9g。每日1剂，水煎，早中晚3次分服。2）外治剂：①狼毒500g，土牛膝500g，花椒120g，白矾90g，枯矾90g。共研粗末，装入瓷瓶密封。②黄牛粪（需晒干透，状如荸荠能耐火者为佳）适量。先将黄牛粪用引火物燃烧于一只浅平火缽内，只需起烟，不要明火，取药末30g，平铺于牛粪上，然后将火缽置于木桶内（此桶应高过膝关节），再取根木棍横担于火缽上，遂将患肢置放木棍上面，桶面取棉被密盖，以防药烟散发，约熏30分钟加药末30g。每次自午夜12时熏起，以2小时为度。熏毕用艾水温洗，擦干后取长布条将患腿缠裹绑扎，如将土打裹腿样，俟第二夜熏前放开。

治疗2个月，腿围缩小变细，僵硬粗糙皮肤松软，出现明显皱折，腿围及色泽均接近正常。

按：血丝虫病晚期并象皮肿，治疗殊感棘手。先生从感受风毒水湿痹阻脉络气血入手，着重祛风泄毒利湿，软坚消瘀通络，且针对其病理实质，采取烘绑尤其熏烘治疗，确有促进局部微血管扩张，增加血流量，加速组织中水分回收，从根本上恢复组织细胞功能诸作用。先生于1956年迄1959年，曾先后治愈血丝虫病象皮肿160余人。

脱　疽（血栓闭塞性脉管炎）

赵某，男，31 岁，农民。1964 年 1 月 5 日诊：患者经武汉市某医院确诊为血栓闭塞性脉管炎，延用中西药物治之罔效，来皖转请先生诊治。证见左足大拇趾初为黯红色，汗毛脱落，犹如煮熟之红枣，兹已演变成紫黑色，痛如刀割，彻夜不寐，趺阳脉搏动消失，口干引饮，心中烦扰，小便短黄，大便滞结，1 周 1 次，舌质暗红苔黄燥，脉象滑数。诊为瘀郁化热，热壅血脉，亟当寒凉直折，法循清热凉血，通络定痛以治。处方：金银花 90g，黄柏 15g，黄芩 15g，黄连 12g，当归 30g，丹参 30g，牡丹皮 15g，玄参 30g，苦参 30g，红花 15g，桃仁 15g，甘草 30g，木通 6g，川牛膝 15g，大黄 6g，紫花地丁 30g，紫背天葵 30g。每日 1 剂，水煎，早中晚 3 次分服。7 剂。

二诊：服药后足拇趾疼痛锐减，然昨夜气温骤降，自觉寒气袭人，畏寒怯冷，遂服下由鄂省携带内含桂、附、细辛之消栓丸 5 粒后，趾痛大作，痛彻入髓，此乃服药有误，令禁服之。守前方加连翘 30g、天花粉 30g。

服 14 剂，左足拇趾疼痛极微，皮色亦趋改善。后遵原方去大黄、木通，加白芍、赤芍、红藤、生蒲黄（包煎）、虎杖、丝瓜络等，连服 42 剂，诸症悉解，病告痊愈。

按：本例堪因瘀郁蕴热，热壅血脉，变生脱疽，所幸病程尚非久远，患趾并未腐烂溃破，先生主以大剂量清营凉血，泄热解毒之品，寒凉直折，清疏蕴郁壅遏之瘀热，俟瘀化热泄，营血得清，故尔逆转病机，遂获卓效。

脱　疽（血栓闭塞性脉管炎）

李某，男，41岁，干部。1975年7月4日诊：患者经合肥市某医院诊断为血栓闭塞性脉管炎，迭服参茸膏，虎骨酒，大、小活络丸及中药百余剂，始终罔效。其左足大拇趾呈紫黑色，汗毛脱落，并见1cm×1.5cm疮口溃疡面，脓液黄白质稀，新肉不生，久不愈合，且有腐烂漫延之势，患趾痛如刀割虎啮，深彻入髓，每每抱膝而坐，彻夜难眠，足背皮色黯红，趺阳脉搏动消失，面色晦黯，烦渴引饮，食纳欠馨，心悸气短，神情倦怠，下肢软弱无力，步履艰难，小溲短黄，大便干燥，舌质微紫苔灰腻，脉象细数。良因瘀郁化热，热盛肉腐，耗伤气血，治宜泄热解毒，凉营化瘀，辅以益气养血。处方：金银花90g，生地黄90g，黄连12g，黄芩12g，黄柏15g，紫草24g，败酱草24g，玄参24g，天花粉24g，牡丹皮15g，白芍15g，赤芍15g，党参24g，甘草24g，麦冬15g，天冬15g，五味子15g，当归15g，红藤15g。每日1剂，水煎，早中晚3次分服。

二诊：服14剂，趾痛减轻，可入睡达旦，余恙同前，遵原方加黄芪30g、石斛30g。14剂。

尽剂足拇趾疼痛锐减，溃疡面亦渐缩小，守原方酌增桃仁、红花、乳香、没药、何首乌、川牛膝、怀牛膝、山茱萸等，续服至10月初，趾痛消失，疮口愈合，肤色如常，病悉告愈。

按：本例脱疽，究因瘀郁化热，热胜肉腐，迁延日久，耗伤气血，以致元气虚亏，疮口新肉不生，皮肤不长，久溃难敛。先生主以大剂泄热解毒，凉血化瘀，参以补气养血，敛疮生肌之治，可谓辨证有素，论治确切，故取得满意效果。

闭　经

王某，女，31岁，农民。1977年10月12日诊：患者月经稀发，延期错后，渐至经水整月不潮，兹已经闭七月有余，形体硕胖，体重85kg，胸闷胁胀，脘痞呕恶，泛吐涎沫，肢体沉重，溲清便约，苔腻舌淡，脉来弦滑。此系痰湿壅遏，气血受阻，冲任乏调，治宜豁痰除湿，调气活血。处方：苍术9g，半夏9g，胆南星9g，茯苓9g，陈皮9g，香附9g，枳壳9g，当归9g，川芎9g，鸡血藤15g，丹参15g，生山楂15g，刘寄奴15g，王不留行15g，皂角刺9g，神曲9g，甘草6g，生姜5片。每日1剂，水煎，早中晚3次分服。

二诊：上方连服3周，虽月汛未至，然体重减至77kg，胸胁胃脘满胀已瘥，于原方加川牛膝9g、泽兰9g。

续服1周，月经来潮。

按：本例闭经而形体硕胖，体重增加，必因痰湿脂膜相搏，气血不畅，冲任壅塞使然。正如《妇科切要》所云："肥白妇人，经闭而不通者，必是湿痰与脂膜壅塞之故也。"先生治病求本，着重蠲除痰湿，疏调气血，俾胞脉流畅，冲任复调，则经水自下，按月而至。

闭　经

朱某，女，36岁，农民。1976年6月2日诊：患者于年初因次子偷盗失足，被逮捕刑拘，自此月事停闭，三月未潮，心情抑郁，快快不乐，两乳胀痛，揉按益甚，胸闷不舒，时欲太息，嗳逆连连，脘胁胀满，食纳不振，舌暗红苔薄腻，脉象沉弦。证属忧思焦虑，不得释怀，致肝失疏泄，气机痹滞，血运不利，冲任受阻，治宜疏肝开郁，活血通经。处方：柴胡12g，香附12g，郁金12g，枳壳12g，当归12g，川芎12g，白芍12g，赤芍12g，桃仁9g，红花9g，丹参18g，川牛膝15g，凌霄花15g，益母草24g，薄荷6g，甘草6g。每日1剂，水煎，早中晚3次分服。

连服7剂，经血随下，余候尽除。

按：此属深情牵挂，忧虑焦愁，致肝失疏通开泄之权，气机痹滞，血运欠周，冲任瘀阻，引发月经停闭，先生主以疏肝理郁，活血通经之治，于是月水自下，诸候悉除。所谓“调经肝为先，舒肝经自通”也。

崩漏

赵某，女，19岁，学生。1977年5月28日诊：患者于1974年2月经水初潮，每每周期提前，10余日始净，惟本次经潮迁延匝月仍淋漓不绝，且昨暮暴下如注，色红质薄，今晨仍似山冢猝崩，不能站立，站起则血注及足，面苍唇白，头晕欲仆，声音低沉，口干引饮，心悸汗出，精神委顿，溲黄便约，舌红苔薄黄，脉细数无力。诊为阴虚热炽，暴崩猝作，亡血及气，气血交损，亟当益气摄血，坚阴清热。处方：党参30g，黄芪30g，五味子24g，生地黄24g，山茱萸24g，龟版（先煎）24g，白芍15g，阿胶（溶服）12g，黄柏12g，黄芩12g，菟丝子12g，女贞子15g，旱莲草24g，杜仲12g，香附9g，丹参9g，益母草18g，甘草6g。每日1剂，水煎，早中晚3次分服。

服7剂，血止经净，崩漏告愈。

按：崩之与漏，既有区别，又相互转化。通常若山崩然，称曰崩；如屋漏然，名曰漏。设久崩不已，气血耗竭，终必成漏；久漏不止，病势日剧，复可转崩。先生说治崩漏犹若治水，无论涓涓细流，或滔滔江河，均只宜理而切勿湮。盖胞中经血，每月一换，除旧生新，月水当排不排，瘀阻络道，新血无以归经，即便与收敛固涩诸炭类，亦必愈塞愈流。一言以蔽之，在经之血宜保，离经之血当消。究本例言，患者缘于素禀阴虚，坎水不足，相火内炽，血海受灼，冲任失固，安得经水不妄行下流乎？无疑的是热盛者必清之，阴虚者必滋之，血海得清得滋则经自固，不止血且血自凝，所谓“治病必求其本”即此之谓。然而病有标本，治有缓急，果当血海泛溢，横决莫制，滔天之势不能遏，有气随血脱之虞时，又必以遏血为要，防脱为急，不补其气，何以摄血防脱？故先生于滋阴清热凉血之际，急拟大剂量益气固摄诸品，稍增行滞活血之味，令气充血摄，冲任安固，冀崩势减煞，经血遂止，且无瘀凝变故，无疑地乃正本清源以治。前贤所说的“塞流、澄源、复旧”图治崩漏三法，无非辨证求因，审因而治也。

带 下

王某，女，29岁，农民。1977年5月30日诊：患带下病2年，绵绵不已，诸药罔效。刻诊带下呈黑酱色，有时脓稠带中血丝间夹，腥臊臭秽，小腹坠痛，腰骶酸软，头晕目眩，唇干口渴，饮而不多，疲惫乏力，溲黄便约，舌质暗红，苔根薄黄腻，脉沉滑。辨属湿热蕴积，损及血络，气阴耗伤之证，治拟清泄凉血，益气养阴。处方：生地黄30g，白芍15g，黄芩

9g，黄柏 9g，土茯苓 30g，败酱草 24g，白头翁 15g，地榆 30g，党参 18g，黄芪 24g，山药 24g，白术 15g，五味子 15g，山茱萸 15g，甘草 9g，白鸡冠花 24g。每日 1 剂，水煎，早中晚 3 次分服。

服 7 剂带减近半，续服 2 周，血带未见，诸症悉瘥。

按：带下有生理性与病理性之分。其生理性带下，王孟英曾明确指出："带下女子生而即有，津津常润，本非病也"。本例显系病理性带下，良因湿热蕴积下焦，损及任带二脉，致秽浊下流，迁延既久，气损阴耗。先生参合因机，治从清利凉血、益气养阴而止带入手，获效卓著。

带　下

李某，女，33 岁，工人。1977 年 5 月 5 日诊：患带下病约 3 年，每于经尽后白带相继而下，色白量多，稀薄似水，终日不休，面色少华，头晕目花，耳鸣如蝉，腰酸膝软，小腹冷坠，肢软乏力，夜尿频多，大便稀薄，舌质淡嫩苔薄白，脉象沉弱。证属下元不足，任带失约，治宜培元补肾，助益奇经。处方：菟丝子 15g，山茱萸 15g，补骨脂 12g，鹿角霜（先煎）12g，巴戟天 12，桑螵蛸 12g，五味子 15g，续断 15g，杜仲 15g，芡实 18g，山药 24g，茯苓 12g，白果 6g。每日 1 剂，水煎，早中晚 3 次分服。

服 7 剂症减七八，又 7 剂带愈病痊。

按：此乃下元不足，封藏无权，致任带失约，弛废而不固，是以阴精脱陷，变生带浊频频而来，犹如冲崩之势，故俗谓"白崩"。先生循机而治，着重培补肾元，助益奇经，遂获束带良效。

胎 漏

金某，女，29 岁，工人。1976 年 9 月 2 日诊：患者婚后 5 年未孕，此次怀妊甫届两月，突见阴内下血，量不多，色淡红，质稀薄，小腹坠胀，腰府酸痛，面色萎黄，头晕目眩，心悸不宁，气短懒言，不饥少纳，神情疲惫，舌淡苔薄白，脉象细弱。此为脾元不振，化源乏弱，气血衰惫，既无以载胎，亦无以固胎，而胎漏作矣，亟予健脾益气，养血安胎。处方：党参 24g，黄芪 24g，白术 12g，山药 24g，当归 9g，白芍 9g，熟地黄 15g，阿胶（烊化）9g，续断 9g，陈皮 6g，甘草 6g，大枣 5 枚。每日 1 剂，水煎，早中晚 3 次分服。

服 1 剂，下血锐减。续服 3 剂，胎漏痊愈。

按：胎元固否与脾相关。《临证指南医案》云：“胎气系于脾，如寄生之托于苞桑，茑与女萝之施于松柏。”即形象地描绘了胎元与脾气之间的密切关系。本例堪乃中虚之体，孕后脾气不振，化源匮乏，气血衰惫，气虚胎失所载，血亏胎无所养，以致胎元不固，引发胎漏。先生着重健运中州，臻脾气充裕，化源有继，自得气载血养，胎元安固，胎漏得痊。

乳 癖

吕某，女，35 岁，农民。1961 年 12 月 29 日诊：患者于年初出现左乳肿块，渐次增大，形如鸡卵，推之移动，按压疼痛，经前 1 周及行经期乳痛益剧，并见小腹刺痛，月汛周期紊乱，经血紫黯夹块，经量甚少，通常半日即净，胸闷胁胀，终日太息，嗳噫连连，神情默然，悒郁不乐，舌淡紫苔白薄腻，脉来弦涩。此为肝郁血滞，瘀阻乳络，治宜疏郁消瘀，通络散结。处方：柴胡12g，青皮12g，香附12g，郁金12g，枳壳12g，当归12g，白芍12g，赤芍12g，丹参18g，牡丹皮12g，王不留行12g，橘叶12g，橘核12g，红花9g，桃仁9g，生麦芽30g，薄荷6g。每日1剂，水煎，早中晚3次分服。

二诊：连服14剂，乳块削减近半，守方加绿萼梅9g、川楝子9g、莪术9g、皂角刺9g。

续服2周，竟消无芥蒂，月汛、经量如常。

按：妇人多乳病，乳病责之肝。究此乃因肝失疏泄，气机受阻，血乏气运，积而酿瘀，瘀滞乳络，结而成癖。先生治循疏肝理气、活血消瘀、通络散结论治，法合其机，方符其证，故收效迅捷。

乳痈

林某，女，26岁，工人。1964年9月24日诊：产后匝月，恶露已净，乳汁充裕，前日起左乳硬结疼痛，高肿突起，焮红灼热，压痛明显，畏寒身热，口渴引饮，烦扰不安，溲黄便约，舌质红苔干黄，脉弦滑有力。诊为肝郁胃热，乳汁淤积，治宜疏郁清热，通乳散结。处方：柴胡15g，生石膏（先煎）30g，黄芩12g，栀子12g，金银花24g，蒲公英24g，连翘15g，漏芦15g，瓜蒌皮12g，瓜蒌仁12g，土贝母12g，枳壳9g，青皮9g，牡丹皮9g，赤芍9g，皂角刺9g，甘草6g。每日1剂，水煎，早中晚3次分服。

二诊：服7剂，寒热悉解，乳痛锐减，肿块松软缩小，遵原方加天花粉15g、丝瓜络15g。

续进7剂，乳痛顿已，肿块全消。

按：乳房系阳明之经，乳头为厥阴所属。良因厥阴之气不行，阳明里热蕴蒸，肝郁胃热交相为患，遂致乳管阻塞，败乳蓄积，郁乳酿痈。所幸先生及时治从疏肝理郁，清泄阳明入手，遂获通乳散结佳功。否则，郁乳不散，迁延既久，必热盛肉腐，变端蜂起矣！

癥　积（子宫肌瘤）

马某，女，28 岁，干部。1977 年 11 月 2 日诊：患者经合肥市某医院诊断为子宫肌瘤，建议手术切除，因求子心切，惧怕术后影响生育，遂长期服用桂枝茯苓丸、大黄䗪虫丸等效验不显，乃延请先生诊治。证见月经紊乱，时或超前，抑或延后，血量或多或少，紫黯夹块，淋漓不绝，小腹刺痛，绵绵不已，带下量多，黄白相兼，质稠黏腻，面黄少华，头昏目眩，口干唇燥，渴欲引饮，倦怠乏力，溲黄便约，舌质暗红苔干黄，脉沉细数。诊为瘀热内结，气阴交损，治宜化瘀消癥，清滋益气。处方：莪术 9g，三棱 9g，桃仁 9g，赤芍 12g，白芍 12g，丹参 12g，夏枯草 24g，半枝莲 24g，益母草 24g，牡丹皮 12g，紫草 15g，石打穿 15g，红藤 12g，栀子 12g，当归 12g，黄芪 24g，党参 24g，生地黄 24g，天冬 24g，海藻 24g。每日 1 剂，水煎，早中晚 3 次分服。

此后据守本方酌加皂角刺、牡蛎、香附、延胡索、茯苓、山慈菇、黄药子等，调治 4 个月，汛期按月而至，经量正常。B 超复查子宫肌瘤消失。

按：无瘀不成癥。此瘀癥内踞，时日延久，一则瘀郁化热，里热内壅；再则脉络瘀阻，血溢脉外，引发月水淋漓，气随血耗，气阴交损势在必然。值此瘀结热郁，气血衰少因机，先生法循消癥清郁，益气育阴之治，堪为最佳方案。

癥　积（卵巢囊肿）

查某，女，36 岁，工人。1978 年 6 月 24 日诊：患者经合肥市某医院诊断为左侧卵巢囊肿，超声波检查示 $4\times8cm^2$，服桂枝茯苓丸月余罔效。证见左下腹隐痛绵绵，临经尤甚，月汛紊乱，周期延后，经血涩少，色黯质黏，行而不畅，平素带下量多，色白如唾，胸满脘闷，胃纳欠和，舌暗淡苔白腻，脉来沉滑。诊属痰瘀凝聚，结而成癥，主以蠲痰化瘀消癥。处方：半夏 12g，茯苓 24g，白芥子 12g，当归 12g，川芎 12g，莪术 12g，益母草 24g，海藻 24g，昆布 24g，牡蛎（先煎）24g，黄药子 9g，香附 12g，泽泻 12g，滑石（包煎）24g，荔枝核 12g，川楝子 9g。每日 1 剂，水煎，早中晚 3 次分服。

守方连进 28 剂，诸候消失，经超声波复查本病告愈。

按：此因调摄不慎，水液输运失恒，津凝不化，结聚成痰，痰留经脉，血乏流畅，气血营运不周，引起痰阻血瘀，痰瘀互结而成癥积之变。正如《丹溪心法》所说："痰夹瘀血，遂成窠囊。"先生法循涤痰消瘀，软坚散结入手，消其窠囊癥疾，3 旬即获佳绩。

不　孕

沈云程之妻，24 岁。婚后 6 年未孕，遍服温经补肾、活血化瘀诸峻剂重投几均罔效。月经周期或提前，或延后，紊乱不定，经行量少，血色黯红夹块，经前乳房、少腹胀痛，经净其痛自解，胸闷不舒，脘痞腹胀，纳呆食少，心情沉闷，怏然不乐，形体瘦削羸弱，动辄喘促，倦怠乏力，溲黄便约，舌质暗红，苔薄白腻，脉弦细涩。此乃肝郁于内，脾乏健运，气血冲任失调，胞宫不能摄精成孕，治宜疏肝理脾，调气和血，冀任通冲盛，而成种子结胎佳功。处方：柴胡3g，薄荷3g，当归6g，白芍4.5g，白术6g，茯苓6g，生地黄6g，党参6g，甘草3g，川芎3g，牡丹皮4.5g，降香3g，红花3g，肉桂3g，栀子3g，黄芩3g。俟每次月经来潮当天取药1帖，水煎，早中晚3次分服。

计服3剂，3个月后遂孕。

按：本例乃情志不畅，忧思郁怒，致肝气郁结，脾运乏调，气血冲任失和，胞宫难以摄精成孕。正如《景岳全书·子嗣》所云："产育由于气血，气血由于情怀，情怀不畅，则冲任不充，冲任不充则胎孕不受。"先生主以逍遥散出入，冀肝郁得疏，脾运复常，气行血调，任通冲盛，于是经候如期，遂于"氤氲""的候"之际，阴阳欢合，则摄精孕胎自在必然。

不孕

李某，女，28岁，农民。1977年12月2日诊：婚后6年未孕，其夫查精液正常，延医久治竟无寸功。证见经汛愆期，四五十天一至，且自当年11月迄次年4月必停经，俟冬尽春来气候转暖而月水复潮，经来血量涩少，行而不畅，腹痛如绞，待其紫黯夹块经血排出后腹痛始缓，面色晦黯，腰膝酸软，白带清稀，四末欠温，小溲清长，大便不实，舌淡苔白腻，脉沉细涩。此乃肾命火衰，宫寒失煦之证，治宜温益肾阳，暖宫蠲寒。处方：制附子（先煎）9g，肉桂9g，补骨脂

9g，菟丝子9g，巴戟天9g，仙茅9g，蜀椒6g，小茴香9g，当归9g，白芍9g，川芎9g，熟地黄9g，续断9g，丹参9g，香附9g，艾叶9g，甘草6g。每日1剂，水煎，早中晚3次分服。

此后即遵上方，随证酌添淫羊藿、紫石英（先煎）、党参、黄芪、川牛膝、益母草、红花等，间断调治6个月，于是寒消雪融，春水自来，次年严冬月经亦按汛而潮，且腹痛消失，血量倍增，经行爽畅。再3个月后，诊得已孕，当年娩产一男婴。

按：肾主生殖机能，下元充裕，天癸泌至，注于冲任，二脉相滋，胞宫得养，则月事如常，择时阴阳和合，两精相搏遂成孕。本例良因肾衰火亏，下元不振，冲任脉衰，血海变冰海，寒凝胞中，子宫失煦，何以摄精成孕？先生治宗暖培下元，调益冲任，参以温通胞脉立论，冀之暖宫种子，实为不二法门。

不　孕（输卵管炎性阻塞性不孕）

岳某，女，29岁，工人。1977年5月24日诊：婚后8年未孕，合肥市某医院诊断为输卵管炎性阻塞性不孕，历经上海、南京等多家医院广治罔效。证见月经紊乱，二三个月一至，经量过少，一二日则净，时或点滴即净，血色黯红混夹紫黑血块，经来少腹刺痛，抚按增剧，带下量多，色白质稠，面晦少华，目眶黯黑，腰骶酸楚，舌质暗红，两侧青紫如带状，苔薄白腻，脉来涩滞，恰似钝刀刮竹。参脉察症，显属瘀血内结，胞络受阻，治宜活血化瘀，疏利胞络。处方：当归15g，川芎15g，赤芍15g，白芍15g，熟地黄15g，红花9g，桃仁9g，莪术9g，丹参18g，皂角刺9g，䗪虫9g，水蛭9g，穿山甲（先煎）9g，五灵脂（包煎）9g，川牛膝9g，益母草18g，王不留行12g。每日1剂，水煎，早中晚3次分服。

服14剂，经汛应期而潮，血量增多，5日方净，腹痛锐减，带下渐少，遂守原方酌加三棱、鸡血藤、延胡索、菟丝子、巴戟天、补骨脂、胡芦巴等，间断服药5个月后，出现停经未潮50天，检为早孕，足月顺产一男婴。

按：本例乃因胞络瘀阻所使。考胞络有广、狭之分，前者指胞宫上之脉络；后者即系《景岳全书·女人规》引朱丹溪语所说的“阴阳交媾，胎孕乃凝，所藏之处，名曰子宫，一系在下，上有两歧，中分为二，形如合钵，一达于左，一达于右”的“一达于左，一达于右”之胞络。良因经汛前后，摄生不慎，邪客胞络，久恋不去，血运乏利，结而成瘀，络道管腔黏连增厚，梗塞不通，遂致精卵运行受阻，故难成孕。先生主以活血启闭，疏利瘀阻，俾宿瘀得去，血脉得畅，胞络黏连分离，冲任复得滋养，则种子结胎自在必然。

麻　疹

己巳冬，鄂省大雪，寒风凛冽，沿街小儿病发麻疹多致不救，佥有谈虎色变之势。先生次子年2岁，发热咳嗽3天后出现皮疹，始从耳后、颈部、头面，渐及胸背、脘腹、四肢，疹色鲜红，分布均匀，堪属顺境。至第5日，先生观其面色唇吻鲜明，舌苔津润，遂外出，未及片刻，家中呼云小儿哭闹不安，拒嘬吮乳，乃迅及返回，见其身热烦躁，口渴引饮，舌苔干白，脉来浮数。窃思病情变化何以之速？忽而茅塞顿开，悟及必因清晨寒冷，遂将门窗关闭，而火炉、炭盆一同燃烧产生的高温亢热弥漫不去，犹如淫火充斥室内，引发邪热内壅，上迫于肺，实因调护不当所致也。先生速令开启窗户，房间空气顿然流通。并取金银花15g、西洋参3g、甘草6g，煎沸滤液，服之未及午夜，患儿身热悉退，余恙顿瘥。

按：历经此案，先生感慨道：古人称麻疹为“痦花”，极寓深意。盖“花”者，一则提示疹子要红艳滋润，肥满尖耸，细密匀净，摸之碍手，形如芥子，色若桃红。再则喻“花”之挺拔怒放，需有相应的佳良环境，一旦被肆虐摧残，轻则失却鲜艳红活，重则枯萎干瘪，凋谢殒落。是以必须重视麻疹病证的调护与预防，病儿隔离房间既要注意防寒保暖，亦需空气清新流通，不可关严所有门窗，燃烧煤炉、炭盆增热升温，逼其汗出；酌予富有营养且容易消化的流质或半流质饮食。若疹出不畅，欲出未出之际，择选胡荽180g、鲜柚子叶90g，加水煎沸后乘热外擦患者全身，此可作为透疹的辅助治疗。先生还说前贤悉知麻疹患儿要及时隔离，一旦接触出疹的病儿，可受其传染，故凡家中有患麻疹者，必在门上张贴红纸或红布作为标记，乃是避免亲朋邻里中易感儿童的探视，深寓隔离预防之意。

麻　疹

林某，女，3岁。1973年3月14日诊：患儿麻疹出甫二日，面部及胸背疹点忽然隐没，肌肤灼热，体温40.1℃，肤干无汗，面色潮红，目赤多眵，几将两眼糊封，咳喘气促，喉间痰鸣，鼻翼煽动，唇干焦痂满布，渴欲引饮，哭声嘶哑，舌红苔薄黄，脉象滑数。证属时邪感袭，表气怫郁，且疹毒逆陷入里，里热内壅，热炽于肺，亟当疏邪宣表，清肺泄热。处方：麻黄4.5g，杏仁9g，生石膏（先煎）30g，甘草6g，牛蒡子9g，淡豆豉9g，金银花21g，连翘21g，黄芩9g，知母9g，西河柳9g，芦根18g。3剂。日服1剂，水煎，分4次服毕。

服1剂，头额、胸背汗出，体温降至38.5℃，鼻煽顿挫。服毕3剂，疹回热撤，体温37℃，咳喘锐减，遂转清肺养阴之剂调治半月而愈。

按：本例疹毒内陷，邪热壅肺之变，颇似麻疹并发肺炎，先生立论精当，药治合拍，遂获桴鼓佳效。此类病证先生治取麻黄杏仁甘草石膏汤为基本方，通常麻黄3～6g，生石膏为21～30g，无汗者麻黄应重用，有汗者石膏当重投。表气闭郁加荆芥、牛蒡子、西河柳、薄荷等辛散宣透；里热壅盛加黄芩、知母、金银花、鱼腥草等清肺泄热。余若生津止渴之天花粉、麦冬及豁痰止咳之瓜蒌、象贝等，均可据证择入。

麻　疹

某年严冬，先生出诊从邻村张婆家经过，恰其孙男、孙女均患麻疹。男儿4岁，疹色紫褐干枯，身热灼手，面色潮红，呼吸急促，印堂殷赤，唇焦起痂，齿龈溃烂呈灰黑色，血水时时渗出，口秽恶臭，舌红绛苔灰黑乏津，六脉数促。显属疹毒未清，内迫阳明，胃火熏灼，循经上炎，酿成牙疳变证，亟从清胃泻火，凉血解毒立法。处方：生石膏（先煎）30g，知母9g，金银花30g，连翘24g，生地黄24g，黄连6g，黄芩9g，玄参12g，天花粉12g，大青叶12g，板蓝根12g，紫草12g，牡丹皮9g，赤芍9g，淡竹叶9g，芦根30g。每日1剂，水煎，分4～6次服毕。

方拟之后，先生再三叮嘱张氏：孙女无忧，即将痊愈。惟男儿病势极重，必须购药速治。俟第 3 天午后，闻讯张家男孩已于昨夜病殁。先生甚是怅然，恰遇及患儿之母，询后方知张氏坚信“痞花”不可服药之说，故未购药予服，最终酿成悲剧。

按：本例麻疹并发牙疳，类似坏死性齿龈炎、坏疽性口炎，虽现临床已不多见，但属小儿麻疹中重险棘手的口腔并发症，往往高热不退，上下牙儿全坏死，根内组织溃烂，齿龈外露，流出紫黯血水，良因发病急速，势如走马，故有“走马牙疳”之称。务当及时与大剂清胃泻火，凉血解毒，直折阳明里热，方能逆转病机，冀获证情缓解或痊愈。先生擅长于麻疹的诊治，对此审证遣药，既严绳墨，又富心裁，惟因病家坚拒药治，以致造成患儿不幸殂谢。

惊　风

辛未年清明节间，先生返故里扫墓，有王姓男性幼儿患身热咳逆，当地“治花”（治麻疹）医师布种牛痘后发热益甚，喘咳气急，不得平卧，其又连进托毒表散之剂，服后邪势日剧，正元消削，证情甚是凶险，故请先生往诊。证见身热汗出，然肤热并不灼手，且久按反不觉热，面色苍黄，额汗涔涔，口唇焦干，两目上窜，呼吸浅微，手足厥逆，时时抽掣，精神委顿，大便溏，小便少，舌质淡苔干白乏津，脉象沉弱。诊为表托太过，气津交损，脾阳消夺，土败木贼，已成慢脾惊风危候，亟宗暖中温阳，参以育阴和营立法，遂书以地黄理中汤 1 剂，煎沸滤液，频频灌之。少顷，患儿神振眼活，吐纳正常，抽掣顿挫。续书理中汤 7 剂，告知其父患儿服药后即使诸症得平，可是正元未充，神未安宅，故务必尽剂，切需服毕，始得痊愈。岂料仅服1剂而病象全退，其父却误为药悉有毒，多服无益，遂停药。后某夜间，患儿病证复作，惊厥抽搐而殁。

按： 脾阳恒健，水精充裕，“散精于肝，淫气于筋”，则肝木发荣，筋膜得养，木静而风恬，何有动风痉厥之变？联系本例观之，显属治之失误，表托太过，脾阳受损，土败木贼，酿成慢脾惊风也。这一“土虚木必摇”逆变，先生始终以温阳补虚，扶土宁风为要务，所谓培土可以荣木，土振恒可息风，冀土厚气补，阳柔阴濡，于是经脉挛急引发目窜搐搦危象自解。不幸病家违逆医嘱，造成患儿病殁悲剧。

鼻　渊（副鼻窦炎）

梁某，女，18岁，学生。1975年5月28日诊：患者经合肥市某医院诊断为副鼻窦炎，久治罔效。证见鼻腔窒塞不通8月有余，黄稠浊涕流溢不已，嗅觉迟钝，香臭难辨，语声重浊，头额胀痛，口干唇燥，溲黄便约，舌质红苔薄黄，脉浮滑。耳鼻喉科检查示：双侧鼻中、下甲肥大，慢性充血，黏膜肿胀，中鼻道和鼻底大量积液。诊为风邪感袭，郁而化热，阻遏鼻窍，治宜疏风泄热，固表宣窍。处方：麻黄6g，细辛6g，辛荑9g，苍耳子9g，白芷9g，黄芩12g，知母12g，鱼腥草24g，桑白皮15g，浙贝母9g，生石膏（先煎）30g，黄芪18g，白术9g，五味子9g，甘草6g，绿茶9g。每日1剂，水煎，早中晚3次分服。

服7剂，鼻塞改善，浊涕锐减。续服7剂，鼻通涕除。

按： 本例良因风淫感袭，缠绵日久，一则邪郁化热，壅遏鼻窍；再则邪恋不去，表气疏懈。先生于疏邪泄热，蠲涕通窍之际，辅以益气固表卫外之治，可谓药证对的，故服药2周，病遂获愈。

口　糜

汪某，女，31岁。1976年7月21日诊：患者于1973年5月发生口腔糜烂，左侧颊黏膜几近剥脱，创面平塌，隐约流滋，并见白斑状细小颗粒，灼痛异常，饮水进食苦不堪言，咽干唇焦，声音嘶哑，五心烦热，夜难入眠，时或通宵不寐，皮肤干灼，形体瘦削，大便干结如栗状，旬日1次，小溲短黄，舌质红，尖绛，苔薄黄，脉象细数。此乃阴津亏耗，积热内生，上灼官窍，致黏膜破损糜烂，治宜滋阴育津，清火泄热。处方：生地黄30g，玄参15g，麦冬15g，天冬15g，白芍15g，天花粉24g，紫草24g，板蓝根24g，黄连6g，黄柏9g，大黄6g，甘草9g，苦参9g，连翘18g，淡竹叶9g。每日1剂，水煎，早中晚3次分服。

服7剂，口腔灼痛顿减，余恙俱趋改善，守原方酌加石斛、玉竹、赤芍、牡丹皮、芦根、夏枯草、车前草等，计服2个月，左颊创面逐渐缩小而愈合。

按：此禀阴素虚之人，辛热炙煿迭进，阴液虚损，阴不制阳，火热上灼，致官窍乏滋，黏膜破溃糜烂，3载未得痊愈，自非壮水滋液、清火泄热则阴无以复，邪火亦必升腾莫制，先生察证审因，循机而施，终获卓效。

瘾　疹

陈某，男，28岁，工人。1977年7月28日诊：夙患瘾疹年余，反复发作，久治不愈，近服清热解毒、凉血退疹汤剂2周竟无寸效。证见疹块浅淡，大小不一，随出随没，漫无定处，遍及全身，奇痒难忍，入夜尤甚，鼻流清涕，喷嚏连连，大便通调，小溲清长，舌淡苔白薄腻，脉象浮弦。此属营卫乏调，迎风受邪，留滞不去，搏于肌肤皮腠所使，亟予祛风泄邪，调和营卫。处方：麻黄6g，桂枝9g，荆芥9g，防风9g，白芍9g，当归9g，川芎9g，刺蒺藜9g，白鲜皮15g，地肤子15g，苍耳子9g，蝉蜕9g，五味子6g，甘草6g，生姜5片，大枣5枚。每日1剂，水煎，早中晚3次分服。

服7剂，疹块全然消退，1年宿疾顿瘥。

按：瘾疹俗称风疹块，西医谓荨麻疹。本例实因风邪外袭，留滞不去，淫气妄行，搏于肌腠皮肤之间，是以疹块浅淡，往往风吹即发，随出随没，彼伏此起，漫无定处。先生察证求因，主以祛风邪、调营卫之治，堪属一矢中的，故收效佳良。

湿　疮（湿疹）

李某，女，19岁，工人。1978年8月5日诊：患者经合肥市某医院诊断为急性湿疹，迁延月余，口服西药并外搽炉甘石洗剂、强的松软膏而罔效。始见头面、四肢出现粟粒样群集丘疱疹，瘙痒不堪，继因其疱破溃，糜烂流滋，滋水淋漓，浸淫成片，肌肤蒸热，体温37.9℃，面红唇干，口苦而黏，渴思凉饮，烦扰不安，小便短黄，大便秘滞，舌红苔黄腻，脉濡滑。诊为湿热蕴蒸，壅遏肌肤，蒸酿液化而成，治宜清热凉营，淡渗利湿。处方：金银花24g，连翘24g，黄芩12g，黄柏9g，黄连6g，苦参9g，白鲜皮15g，地肤子15g，土茯苓24g，车前子（包煎）24g，滑石（包煎）24g，马齿苋24g，甘草9g，淡竹叶18g。每日1剂，水煎，早中晚3次分服。外用黄柏30g、苦参30g、蒲公英60g，煎汤冷却洗涤并湿敷患处。

二诊：服3剂，身热顿挫，流滋减少，瘙痒稍缓，遵原方加薏苡仁30g、牡丹皮9g。

连服7剂，疱疹基本消退，惟左踝部尚流滋略痒，守方续服7剂，诸症告愈。

按：本例湿疮发生疱疹瘙痒，糜烂流滋，滋水淋漓，乃因恣食香燥腥发、肥甘滋腻之后，复因调摄不慎，外受湿热，壅遏肌肤，蕴郁熏蒸，蒸酿液化而成。先生主以清热凉营利湿之治，法合其机，药合其证，遂获卓效。

秃　发

张某，男，28岁，工人。1977年6月19日诊：患者3年前发生头发成片而脱，迄今未长，长期服用补肾养血生发方药并无寸效。观其巅顶毛发稀疏可数，几将落尽，鬓枕处尚残留少许纤丝之黄发，而一触即脱，头皮浮胀，面色少华，黯滞且垢，脘腹膨满，饮食欠馨，四肢倦怠，溲清便溏，舌淡润且胖，苔白腻，六脉濡缓。显属脏气乏调，气化不利，水湿积潴，上溢于头，浸溢毛发使然，主以通阳化气，淡渗利湿。处方：茯苓30g，桂枝9g，泽泻9g，猪苓9g，苍术12g，白术12g，川芎9g，白芷9g，当归9g，白芍9g，补骨脂9g，胡芦巴15g，菟丝子15g，甘草6g，生姜3片，大枣3枚。每日1剂，水煎，早中晚3次分服。

连服14剂，膨满顿消，纳振便实。续守前方加五味子9g、枸杞子9g，间断服药3个月，遂细发自生，日渐增多，乌黑如旧。

按：阴血虚亏，皮毛失养，发乏滋沃，久必枯脱当为人所皆知，然此乃气化乏调，水湿积潴，上泛于头，致毛发久受邪湿之浸渍，失却气血之荣养，遂枯败脱落，难以再长。先生予通阳化气，淡渗利湿之治，俾水湿下泄，且不上滋，必然脘次舒泰，食增便实，再假之时日，冀气血丰沛，荣布于上，于是细发自生，茸茸毛发日渐增多，色乌如旧。

色　斑

李某，女，35 岁，工人。1977 年 11 月 30 日诊：患者因今年夏天独子溺水身亡，由是日夜思念，情怀抑郁，憋闷寡语，满面愁容，食不甘味，夜不成寐，且渐面颊鼻翼两侧发生黄褐斑块，色泽深沉，并有扩展增大之势，伴见胸胁胀满，终日嗳逆，咽如物阻，咯吐不爽，经前乳房胀痛，触按尤甚，舌淡苔白腻，脉弦细。辨证为肝气不舒，气机阻滞，络脉乏畅，陈积上泛颜面，主以疏肝理气解郁，和营畅络调神。处方：柴胡 9g，枳壳 9g，橘叶 9g，刺蒺藜 9g，佛手 9g，香附 9g，月季花 12g，丹参 12g，甘松 12g，当归 9g，白芍 9g，柏子仁 9g，合欢花 12g，夜交藤 12g，茯苓 12g，甘草 6g。每日 1 剂，水煎，早中晚 3 次分服。

服 7 剂，神情渐悦，眠食正常。续服 7 剂后深成黄褐斑块已趋淡化松散，色素明显轻浅，遂遵原方出入，酌增玫瑰花、凌霄花、蝉蜕、连翘、木贼、生麦芽、北秫米等，调治 3 个月，诸症痊愈，两颊印斑全然消退，几无痕迹。

按：色斑，亦称黄褐斑，是发生在面部常见的色素沉着疾患，此虽显露于颜面皮肤之上，但据“有诸内必形于诸外”

“十二经脉三百六十五络皆上走其面”来看，堪与机体病理变化有着密切的联系。本例发生的黄褐斑块，即因忧思抑郁，情志不遂，肝失疏泄，气机郁滞，血行受阻，陈积着而不去，泛溢颜面所为。先生治循疏肝解郁，理气和营入手，冀肝气调达，气畅血利，面部血运改善，故印斑随之淡化而消失。

方药篇

脏腑病证效验方

大补血汤

【组成】红参6g，党参9g，当归9g，白术6g，黄芪24g，熟地黄12g，五味子4.5g，麦冬12g，酸枣仁12g，白芍9g，茯神12g，木香4.5g，陈皮4.5g，丹参6g，炙甘草6g，龙眼肉6g，红枣3枚。

【用法】每日1剂，水煎，早中晚3次分服。

【主治】营血虚亏，心失所养，神不安舍，所致面乏华色，心悸怔忡，神思恍惚，事过即忘，夜寐不安，饮食减少，形体消瘦，倦怠乏力，舌淡苔薄，脉虚无力等。

养营安神汤

【组成】当归9g，白芍9g，熟地黄15g，龙眼肉15g，五味子6g，柏子仁15g，酸枣仁15g，茯神（朱砂拌）15g，远志6g，天竺黄6g，石菖蒲6g，龙骨（先煎）15g，牡蛎（先煎）15g，黄芩6g，黄连4.5g，甘草4.5g，竹茹6g。

【用法】每日1剂，水煎，早中晚3次分服。

【主治】营血暗耗，痰热内扰引发惊悸怔忡，虚烦不寐，或噩梦纷纭，眩晕耳鸣，神疲健忘，舌红少苔，脉弦细数等。

薤延愈痛汤

【组成】薤白9g，延胡索9g，丹参9g，紫苏梗6g，郁金6g，木香6g，枳实6g，半夏6g，陈皮6g，火麻仁12g，山楂9g，茯苓9g，降香6g，姜竹茹6g。

【用法】每日1~2剂，水煎，分2~4次服毕。

【主治】气滞血凝，痰浊痞结，胸阳痹阻，所致心痛如刺，或绞痛阵作，牵及肩背，胸际窒闷，如堵如塞，上腹饱胀，嗳逆呕恶，大便秘滞，舌苔浊腻，脉来濡缓细涩等。

黄连清心汤

【组成】黄连6g，栀子6g，黄芩6g，天花粉15g，丹参15g，牡丹皮9g，郁金9g，白芍9g，枳实6g，厚朴6g，当归6g，山楂9g，佛手6g，泽兰6g，火麻仁12g。

【用法】每日1剂，水煎，早中晚3次分服。

【主治】邪火内炽，气郁血结，闭阻心脉，发生心中灼痛，悸动惊惕，胸膈满闷，口渴引饮，烦扰不安，大便秘滞，小溲黄赤，舌红苔黄腻，脉滑数等。

清心导赤饮

【组成】生地黄24g，连翘18g，栀子9g，麦冬9g，丹参

9g，赤芍9g，瞿麦12g，萹蓄12g，车前子（包煎）12g，木通4.5g，甘草梢4.5g，竹叶卷心3根。

【用法】每日1剂，水煎，早中晚3次分服。

【主治】心火上炎或心热移于小肠，出现心胸烦热，面赤唇焦，渴欲引饮，口糜舌烂，小便赤涩刺痛，舌红苔黄，脉数有力等。

神奇苏窍散

【组成】瓜蒂15g，细辛6g，郁金6g，牙皂6g，栀子6g，淡豆豉6g，皂矾6g，麝香1.5g，冰片1.5g，樟脑1.5g。

【用法】将前6味研末，过筛，再将皂矾、麝香、冰片、樟脑研细，混匀，密封于瓷瓶中。应用时先取已消毒的三棱针刺破鼻腔黏膜，俟稍出血后再取药末3～6g，迅速吹入鼻孔内。

【主治】冒寒、中暑，骤感六淫之邪，或入庙登冢深入山岚雾瘴，猝受秽浊之气，引发气机逆乱，升降失常，气壅心胸，上蔽神明，清窍闭塞，暴然昏厥，不省人事，口噤拳握，呼吸急促，喉中痰鸣，手足厥逆，舌苔薄白，脉沉或沉弦等。

上述数方应用于心、小肠病证。

银蒡清疏饮

【组成】金银花18g，牛蒡子6g，板蓝根15g，柴胡6g，防风6g，荆芥6g，蝉蜕6g，薄荷6g，黄芩6g，山豆根6g，杏仁6g，浙贝母6g，桔梗6g，升麻6g，瓜蒌皮6g，瓜蒌仁6g，枇杷叶（去毛）6g，前胡6g，甘草3g。

【用法】每日1剂，水煎，早中晚3次分服。

【主治】外感风热，或风寒袭表，入里化热，表未尽解，肺失宣肃所致形寒身热，头痛无汗，鼻塞流涕，面赤口苦，咽喉肿痛，痰白而黏，或痰色黄稠，不易咯出，周身酸楚，大便秘滞，舌苔薄白或薄黄，脉象浮数等。

清肺化痰汤

【组成】金银花24g，连翘24g，全瓜蒌12g，川贝母9g，杏仁9g，桔梗9g，生石膏（先煎）24g，黄芩9g，知母9g，射干9g，蝉蜕6g，薄荷6g，牛蒡子6g，厚朴6g，火麻仁12g，茯苓9g，枇杷叶（去毛）9g，竹茹9g。

【用法】每日1剂，水煎，早中晚3次分服。

【主治】风淫客肺，宣肃失司，津结成痰，痰郁化热，壅遏太阴，气道不利引起的壮热不解，咳逆气急，痰黄黏稠，或紫褐如铁锈色，鼻翼煽动，胸膈满闷，溲黄便约，舌质红苔薄黄，脉数或浮数等。

麻椒宁肺汤

【组成】麻黄6g，椒目4.5g，紫苏子6g，杏仁9g，半夏9g，桔梗9g，陈皮9g，黄芩6g，知母6g，枳壳6g，厚朴6g，茯苓9g，桑白皮9g，瓜蒌仁9g，皂荚4.5g，甘草3g，生姜3片。

【用法】每日1剂，水煎，早中晚3次分服。

【主治】风寒外束，里热内郁，痰壅于肺，宣肃失司，气道受阻引起的喉中哮鸣，声若曳锯，喘咳气急，不得平卧，痰白而黏，或黄痰黏稠，咯吐不爽，胸膈满闷，或微恶风寒，周身酸楚，舌苔白腻或薄黄，脉来浮数等。

银冬清燥饮

【组成】金银花 18g，麦冬 9g，生地黄 9g，杏仁 6g，连翘 9g，栀子 6g，土贝母 6g，蝉蜕 6g，青皮 6g，郁金 6g，赤芍 6g，厚朴 6g，玄明粉（溶服）9g，绿豆衣 9g，枇杷叶（去毛）9g，淡竹叶 9g。

【用法】每日 1 剂，水煎，早中晚 3 次分服。

【主治】温燥伤肺，或燥干清窍，引发咳逆无痰，或痰少而黏，唇干鼻燥，齿龈高肿焮红，咽喉红肿腐溃，渴喜凉饮，食纳不思，胸满胁胀，大便燥结，小溲短黄，舌红苔黄而干，脉象滑数等。

二前理肺饮

【组成】白前 9g，前胡 9g，旋覆花（包煎）9g，桑白皮 9g，杏仁 9g，紫苏子 9g，桔梗 9g，五味子 6g，半夏 6g，厚朴 6g，枳壳 6g，陈皮 6g，苍术 6g，全瓜蒌 12g，枇杷叶（去毛）12g，款冬花 6g，茯苓 15g，紫菀 6g，百部 6g，甘草 6g，生姜 3 片。

【用法】每日 1 剂，水煎，早中晚 3 次分服。

【主治】痰浊壅肺，肺失宣肃，出现暴咳、久嗽，喘促气急，哮吼痰鸣，咳痰清稀，或色白而黏，不易咯出，胸膈窒闷，夜难平卧，舌质淡，苔腻或薄白，脉滑或浮滑等。

【加减】怯寒肢冷者加干姜 6g、桂枝 6g；脘腹胀满者加大腹皮9g、神曲9g；口干苔黄者加麦冬6g、知母6g；疲惫乏力者加党参9g、黄芪12g。

止红汤（散）

【组成】生赭石（先煎）60g，龙骨（先煎）15g，牡蛎（先煎）15g，白茅根15g，大蓟炭15g，小蓟炭15g，棕榈炭9g，炒栀子9g，牡丹皮9g，川贝母9g，生地黄12g，熟地黄12g，黄芩炭15g，白及9g，桔梗9g，生蒲黄（包煎）9g，白芍12g，天冬15g，阿胶（溶服）12g，甘草9g，藕节9g，炒大黄9g。

【用法】咯血量多，来势急暴用汤剂。每日1剂，水煎，早中晚3次分服；病势平稳，痰中带血用散剂。上药共研细末，每次9g，米汤送服。早中晚各服1次。

【主治】阴虚火炽，血络受损，血溢脉外引起的痨损咯血，血色鲜红，或痰中带血，如丝如点，干咳无痰，或咳呛气急，痰黄黏稠，午后潮热，颧赤唇红，口干咽燥，皮肤干灼，苔薄黄少津或光剥，脉细数等。

利气荡饮散

【组成】大戟3g，甘遂3g，芫花3g，白芥子6g，半夏9g，陈皮3g，木香3g，干姜3g，桂枝9g，白芍4.5g，茯苓9g，党参6g，白术9g，枣肉30g。

【用法】共研细末，每服1.5g，米汤送服。日服2次。

【主治】肺气膹郁，通调窒滞，气不布津，津结饮聚，蓄积胸中膈间引起的胸胁胀满疼痛，呼吸、咳唾、转侧加剧，心下痞塞，阵阵干呕，气短息促，不能平卧，二便不利，舌苔白滑，脉沉弦等。

加味辛荑饮（散）

【组成】辛荑12g，麻黄4.5g，细辛3g，白芷6g，苍耳子9g，薄荷6g，党参9g，黄芪9g，五味子4.5g，桑白皮9g，知母9g，黄芩9g，甘草4.5g。

【用法】每日1剂，水煎，早中晚3次分服。或将上药共研细末，每服6~9g，米汤送服。日服2~3次。

【主治】卫表疏懈，风寒外袭，久恋于肺，郁而化热，官窍受阻引起的鼻塞不通，嗅觉失灵，香臭莫辨，语音重浊，清涕下渗，量多不已，喷嚏频作，或鼻干发痒，舌苔干白或薄黄，脉浮或浮数等。

上述数方应用于肺脏病证。

运脾和胃饮

【组成】紫苏梗4.5g，木香4.5g，半夏4.5g，陈皮4.5g，党参6g，茯苓6g，厚朴6g，苍术6g，砂仁4.5g，黄芩6g，槟榔6g，火麻仁9g，甘草4.5g，神曲4.5g。

【用法】每日1剂，水煎，早中晚3次分服。

【主治】脾乏健运，胃失和通引起的脘痞腹满，堵闷如塞，食纳呆钝，口苦而黏，嗳噫嘈杂，大便秘滞，小溲淡黄，舌苔浊腻微黄，脉象濡滑等。

加减二陈胃苓汤

【组成】半夏 6g，陈皮 4.5g，苍术 6g，白术 6g，甘草 4.5g，藿香 4.5g，厚朴 6g，茯苓 9g，泽泻 6g，木瓜 6g，肉豆蔻 3g，生姜 3 片。

【用法】每日 1 剂，水煎，早中晚 3 次分服。

【主治】湿困中焦，水谷不化所致脘腹胀满，或腹痛肠鸣，嗳逆连连，泛吐涎沫，泻泄清稀，便次增多，小溲短少不利，舌苔白腻，脉象濡缓等。

【加减】脘腹胀痛甚者加莱菔子 6～12g、山楂（炒）6～12g；嗳腐饱胀者加麦芽（炒）6～12g、神曲 6～12g。

改制胃病丸

【组成】党参 15g，白术 15g，当归 15g，厚朴 9g，干姜 4.5g，吴茱萸 4.5g，丁香 4.5g，肉桂 4.5g，制川乌 6g，麻黄 6g，龙胆草 9g，茵陈 9g，白芷 9g，猪苓 9g，茯苓 9g，槟榔 9g。

【用法】合研细末，水泛为丸，如梧桐子大，每服 5 丸，温开水送服。早中晚各服 1 次。

【主治】寒湿内停，热郁于中，脾胃不和，升降失常引起的胸膈满闷，脘腹胀痛，不思饮食，食不知味，口苦而黏，或口淡乏味，恶心呕吐，嗳气吞酸，肢体沉重，肠鸣泄泻，小溲淡黄，舌淡苔腻，脉濡细或弦滑等。

消食开胃散

【组成】神曲9g，麦芽（炒）9g，红参6g，白术9g，干姜6g，砂仁3g，丁香3g，肉桂3g，小茴香6g，龙胆草6g，薄荷6g，甘草6g。

【用法】共研细末，每服6g，米汤送服。早中晚各服1次。

【主治】中虚乏运，食积内停引起的纳谷不馨，食而无味，甚或厌食，口淡不渴，或口苦而黏，中脘饱胀，或宽或急，多食尤甚，呕恶嗳逆，嗳后稍舒，神情委顿，怠惰嗜卧，舌淡苔白，或苔腻微黄，脉来缓弱等。

荡寒定痛汤

【组成】干姜6g，丁香6g，沉香（后下）4.5g，肉桂6g，木香6g，陈皮6g，麦芽（炒）6g，红花6g，佛手6g，木瓜6g，山楂（炒）6g。

【用法】每日1剂，水煎，早中晚3次分服。

【主治】外受寒凉，或恣食生冷，中阳受戕，升降之机痞塞引起的腹痛暴作，遇冷则甚，得暖稍缓，畏寒踡卧，口淡不渴，泛吐清涎，舌淡苔白，脉来弦紧等。

运中消积丸

【组成】党参6g，红参6g，白术9g，甘草4.5g，茯苓6g，木香6g，当归15g，赤芍6g，川芎6g，槟榔6g，肉桂3g，桃仁6g，山楂6g，乌药6g，细辛4.5g，红花6g，三棱6g，莪术6g，香附6g，小茴香3g，川牛膝6g，生地黄15g，制乳香3g，独活6g，滑石3g，白芷6g，麝香（另包）1g。

【用法】前26味共研细末，加入麝香，蜜丸如梧桐子大，每服3～6g，米汤送服。早中晚各服1次。

【主治】脾胃气滞，聚而不散，血运乏利，脉络瘀阻，凝结成积，正元渐虚，引发心下癥块，积久不去，胃脘胀满刺痛，固着不移，牵引两胁，触按尤甚，食纳呆顿，嗳气陈腐，泛吐清涎，面色少华，倦怠乏力，形体消瘦，舌暗淡或有瘀点、瘀斑，脉来沉细或弦涩等。

近效茯苓败毒汤

【组成】茯苓12g，枳壳6g，羌活4.5g，独活4.5g，柴胡4.5g，薄荷6g，前胡6g，川芎4.5g，白芍9g，木香4.5g，槟榔6g，黄连4.5g，黄芩6g，甘草4.5g，生姜3片。

【用法】每日1剂，水煎，早中晚3次分服。

【主治】时邪感袭，入里化热，下迫大肠，表证未罢，肠腑脂膜受损，发生下痢稀薄，便泄赤白黏冻或脓血，腹痛阵作，里急后重，恶心呕逆，不思饮食，或伴恶寒发热，头痛无汗，周身酸楚，舌淡苔薄白腻，或薄黄，脉象浮数，重取欠力等。

【加减】下痢时作时止，日久不愈，倦怠乏力者加红参6g，或白糖参6g。

增损温脾汤

【组成】党参 9g，黄芪 9g，甘草 6g，当归 6g，制附子（先煎）6g，干姜 3g，吴茱萸 3g，大黄 6g，芒硝（溶服）6g，厚朴 6g。

【用法】每日 1 剂，水煎，早中晚 3 次分服。

【主治】中阳不运，寒实内积，腑气不通，引起腹痛暴作，绕脐而痛，脐下拘挛急迫，手足逆冷，大便结滞，舌淡苔白，脉象弦紧等。

红藤丹皮汤

【组成】红藤 30g，牡丹皮 15g，黄连 6g，金银花 30g，蒲公英 30g，连翘 18g，赤芍 18g，败酱草 18g，紫花地丁 18g，当归 12g，白芷 6g，甘草 6g，桃仁 15g，大黄 9g，玄明粉（溶服）9g，冬瓜仁 24g。

【用法】每日 1 剂，水煎，早中晚 3 次分服。

【主治】热毒内聚，血气蕴积，蓄结成痈，引起右少腹痛而拒按，或扪及肿块，腹皮绷急，右足屈而不伸，伸则痛剧，脘腹胀满，呕恶欲吐，或身热汗出，大便秘滞，小溲短黄，舌红苔黄腻，脉来滑数等。

上述数方应用于脾、胃、大肠病证。

舒肝达郁汤

【组成】柴胡 9g，青皮 9g，香附 9g，郁金 9g，橘叶 9g，佛手9g，绿萼梅9g，木蝴蝶9g，生麦芽15g，八月札9g，娑罗子9g，合欢皮9g。

【用法】每日1剂，水煎，早中晚3次分服。

【主治】肝气郁结，木失条达，引起抑郁寡欢，忧心忡忡，暗自哀恸，沉闷欲哭，嗳噫太息，胸胁苦满，饮食呆钝，乳房胀痛，舌淡苔薄腻，脉弦或弦细等。

清郁荡热汤

【组成】柴胡9g，黄芩9g，黄连6g，栀子9g，枳实9g，青皮9g，川楝子9g，郁金9g，木香9g，赤芍9g，牡丹皮9g，山楂9g，金钱草24g，吴茱萸3g，槟榔9g，大黄6g，木通4.5g。

【用法】每日1剂，水煎，早中晚3次分服。

【主治】湿热壅阻，蕴结肝胆，疏泄乏常，通降失司，以致上腹绞痛，阵发性加剧，痛引肩背，触按尤甚，口苦咽干，恶心呕逆，脘痞纳呆，厌食油腻，小溲黄赤，大便秘结，舌苔黄腻，脉弦滑数等。

【加减】壮热不解者加金银花24、白蚤休12g；身目黄染者加茵陈24g、垂盆草24g；胆腑砂石者加海金沙（包煎）15g、威灵仙9g。

平肝潜阳汤

【组成】生地黄24g，白芍15g，酸枣仁15g，玄参18g，麦冬18g，山茱萸9g，黄芩12g，黄连6g，天麻9g，钩藤（后下）24g，石决明（先煎）24g，珍珠母（先煎）24g，龙骨

（先煎）24g，牡蛎（先煎）24g，茯神（朱砂拌）24g，生铁落（先煎）30g。

【用法】每日1剂，水煎，早中晚3次分服。

【主治】肝阴不足，阳热暴张，阴不涵阳，风气内动，出现眩晕目赤，头痛且胀，耳鸣轰响，颜面潮红，咽干口苦，烦扰不寐，起坐欲仆，溲黄便约，舌质红苔黄，脉弦细数等。

宁风平痉汤

【组成】酸枣仁15g，钩藤（后下）24g，地龙12g，全蝎6g，蜈蚣1条，黄连6g，黄柏6g，桑枝24g，木瓜9g，羌活4.5g，独活4.5g，秦艽9g，豨莶草9g，防己9g，天竺黄9g，茯苓9g，苍术9g，僵蚕9g，石菖蒲9g，天麻9g，竹茹9g，竹沥（兑服）30g。

【用法】每日1剂，水煎，早中晚3次分服。

【主治】痰热内蕴，风气内动引起的头摇肢颤，甚或出现痉挛扭转之态，难以自持，或口眼㖞斜，语言謇塞，吐字不清，始终神志清晰，头晕脘痞，口苦而黏，肢体拘紧，肌肉关节酸楚疼痛，舌苔黄腻，脉弦滑数等。

暖肝如意散

【组成】青皮6g，川楝子（炒）6g，大茴香6g，五灵脂（炒）6g，川芎6g，吴茱萸3g，延胡索4.5g，高良姜4.5g，肉桂4.5g，木香3g，沉香3g，槟榔4.5g，荔枝核6g，炮山甲6g，制没药4.5g，砂仁1.5g，木鳖子（去壳，切片，另包）4.5g。

【用法】前16味研为粗末，将木鳖子与药末共炒至焦黄色，然后去木鳖子，再研成细末。每取药末3g，加入大盐珠1粒，用滚开沸水化服。日服2～3次。

【主治】寒凝厥阴，肝失疏泄，气机郁滞，血运乏利，胃腑通降受阻，抑或滞气败血凝积于阴囊、睾丸引起的脘胁胀满，攻撑作痛，呕逆欲吐，嗳气连连，或阴囊肿大，或睾丸肿胀偏坠，甚或坚硬如石，痛引脐腹，舌淡苔白腻，脉沉弦等。

上述数方应用于肝、胆病证。

加味地黄汤（丸）

【组成】熟地黄24g，山茱萸9g，山药15g，枸杞子9g，覆盆子9g，女贞子9g，白干参6g，白芍9g，五味子6g，牡丹皮9g，茯苓9g，泽泻6g，龙骨（先煎）9g，牡蛎（先煎）9g，鱼鳔胶（溶服）6g，龟版（先煎）9g，车前子（包煎）6g。

【用法】每日1剂，水煎，早中晚3次分服。或共研细末，炼蜜为丸，如梧桐子大，每服9g，米汤送服。日服2～3次。

【主治】恣情纵欲，肾精暗耗，阴损及气，肾气乏于固摄，精关失约引起的遗滑频频，临房早泄，或未交即泄，头晕目眩，口燥咽干，发落齿摇，心悸耳鸣，五心烦热，失眠多梦，夜卧盗汗，腰膝酸软，形体瘦弱，舌红少苔，脉象细数或细弱等。

蜘蛛蜂房丸

【组成】花蜘蛛30只，蜂房（需未出子蜂者）1具，熟地黄90g，紫河车60g，仙灵脾60g，肉苁蓉30g，巴戟天30g，山茱萸30g，龟版胶45g，鹿角胶45g，海狗肾2具。

【用法】共研细末，炼蜜为丸如绿豆大，每次6～9g，淡盐汤送服。早中晚各服1次。

【主治】肾阳虚衰，精元不足，发生两目昏花，发稀少泽，腰脊冷痛，滑精久频，临房早泄，阴茎疲软，不能挺举，或偶能勃起，举而不坚，精薄清冷如水，精子稀少，活力降低，欲念淡薄，性事索然，足膝软弱，小便次频，淋沥不净，舌淡嫩苔白腻，脉沉细弱等。

增味真武汤

【组成】制附子（先煎）9～12g，白术12g，茯苓24g，白芍9g，党参15g，黄芪21g，生姜9g。

【用法】每日1剂，水煎，早中晚3次分服。

【主治】肾阳衰羸，脾运乏常，水气不化，泛溢为患，引起下肢水肿，或全身肿满，面色皖白或灰滞，头晕目眩，站立不稳，心悸怔忡，胸闷气短，喘咳呕逆，腹中冷痛，形寒怯冷，筋肉瞤动，肢体沉重，大便溏薄，小便不利或反多尿、小溲清长，舌质淡胖边有齿痕，苔白滑腻，脉沉细或沉迟无力等。

【加减】水肿甚者加猪苓9g、泽泻9g；心悸甚者加五味子9g、茶树根9～15g；喘咳甚者加葶苈子6～9g、椒目9g；呕逆甚者加半夏9g、陈皮9g；唇吻紫黯者加丹参18g、红花9g；脘腹满胀者加大腹皮9g、木香9g；时时汗出者加龙骨（先煎）15g、牡蛎（先煎）15g。

壮阳行水汤

【组成】制附子（先煎）9～12g，肉桂9～12g，熟地黄（砂仁拌）24g，山药18g，山茱萸15g，茯苓18g，牡丹皮9g，丹参15g，白芍9g，猪苓9g，泽泻9g，川牛膝9g，木香9g，葫芦30g，玉米须30g。

【用法】每日1剂，水煎，早中晚3次分服。

【主治】肾阳衰微，气化失常，水湿泛滥引起的周身浮肿，腰以下为甚，久留不退，反复发作，面色㿠白，眩晕耳鸣，畏寒肢冷，小腹拘挛，腰痛酸重，膝软无力，小便不利，尿量减少，或夜尿反多，舌淡胖苔白腻，脉虚弱两尺沉细等。

地版起痿汤

【组成】熟地黄24g，龟版（先煎）24g，牡蛎（先煎）24g，山茱萸15g，菟丝子15g，巴戟天15g，枸杞子15g，锁阳15g，补骨脂15g，党参18g，山药18g，何首乌12g，当归9g，白芍9g，麦冬9g，天冬9g，玄参9g，知母9g，甘草9g，大枣5枚。

【用法】每日1剂，水煎，早中晚3次分服。

【主治】久病缠绵，伤精夺血，下元不足，精血亏损，引发腿胫大肉消夺，两膝痿弱不能久立，甚或步履全废，头晕目眩，耳鸣发落，咽干口燥，语声低怯，神疲倦乏，腰脊酸软，遗精，早泄，夜尿次频，或遗尿，舌红少苔，脉沉细数等。

石金排石汤

【组成】石韦30g，金钱草30g，冬葵子24g，瞿麦24g，萹蓄24g，滑石（包煎）24g，海金沙（包煎）15g，生鸡内金（后下）15g，王不留行15g，白芍15g，皂角刺12g，川牛膝12g，木通6g，甘草9g。

【用法】每日1剂，水煎，早中晚3次分服。

【主治】湿热下注，久蕴不去，煎熬尿液，结聚成石，淤积水道，膀胱气化受阻，尿出不利引起的尿中时夹砂石，小便艰涩不爽，尿不能卒出，窘迫难忍，痛引少腹，或尿时突然中断，腰腹绞痛，牵及少腹、外阴，或小溲带血，舌红苔黄，脉弦或弦数等。

上述数方应用肾、膀胱病证。

附　妇科病证效验方

达郁调经汤

【组成】柴胡4.5g，黄芩6g，郁金6g，香附6g，当归6g，白芍6g，桃仁6g，红花4.5g，茯苓6g，白术4.5g，甘草4.5g，火麻仁9g，益母草9g，山楂9g。

【用法】每日1剂，水煎，早中晚3次分服。

【主治】肝郁蕴热，气血不和，冲任乏调引起的月经紊乱，周期先后不定，血量偏少，经行不畅，血色黯红，夹杂血块，乳房抑或小腹、少腹胀痛，揉按益甚，时欲太息，胸胁满闷，性情急躁，溲黄便约，舌质暗红苔薄黄，脉弦或弦涩等。

【加减】胸胁刺痛者加青皮6g、丹参6g；恼怒烦渴者加麦冬6g、栀子4.5g；浮肿腹满者加泽泻6g、大腹皮6g；倦怠乏力者加党参9g、黄芪9g；白带频多者加白扁豆9g、山药9g。

速效固冲汤

【组成】生地黄24g，白芍12g，玄参12g，地骨皮12g，黄芩9g，黄柏9g，炒栀子9g，贯众9g，香附9g，旱莲草21g，马齿苋21g，益母草21g，椿根白皮21g，牡蛎（先煎）21g，龟版（先煎）21g。

【用法】每日1剂，水煎，早中晚3次分服。

【主治】阴虚失守，热炽于内，扰及冲任，血海沸腾，迫血妄行导致的月经提前，经来量多，或经血非时而至，崩中、漏下，或经行吐衄，或产后恶露不绝，血色鲜红或深红，质黏稠间夹血块，颜面潮红，口干咽燥，手心时热，溲黄便约，舌质红苔薄黄，脉象细数等。

【加减】倦怠乏力者加黄芪30g、党参24g；烦渴引饮者加黄连6g、麦冬12g；腰膝酸软者加山茱萸12g、续断12g；小腹刺痛者加生山楂9g、延胡索9g；延久不愈者加侧柏炭21g、地榆炭21g。

温经逐瘀汤

【组成】当归6g，川芎4.5g，莪术6g，桃仁6g，牡丹皮9g，木香4.5g，肉桂4.5g，丁香4.5g，吴茱萸4.5g，沉香（后下）2.4g，香附6g，干姜4.5g，大黄4.5g。

【用法】每日1剂，水煎，早中晚3次分服。

【主治】寒凝胞宫，蓄瘀内结，以致月事失调，汛期错后，甚或经闭不潮，血量偏少，紫黯夹块，经行不畅，或淋沥不净，小腹刺痛拒按，或阴中抽痛，得暖稍缓，遇寒益剧，腰骶酸楚，大便秘滞，舌暗红有瘀点、瘀斑苔薄腻，脉象沉紧。

益气养营化湿汤

【组成】党参9g，白术9g，黄芪15g，山药15g，当归9g，白芍9g，阿胶（溶服）12g，香附6g，砂仁3g，紫苏梗4.5g，陈皮4.5g，山茱萸6g，桑寄生12g，泽泻6g，茯苓9g，木瓜9g，车前子（包煎）9g，荆芥（炒）4.5g，白鸡冠花24g，白扁豆花24g，大枣3枚。

【用法】每日1剂，水煎，早中晚3次分服 。

【主治】气血虚亏，湿郁于内，冲任失和，发生月事不调，经量偏多，色淡质薄，延期不净，或带下量多，清稀如涕，面色淡白，脘痞腹满，腰膝酸软，足跗浮肿，小便量少，舌淡苔白腻，脉濡弱等。

培元固胎饮

【组成】党参9g，黄芪9g，白术9g，杜仲9g，菟丝子9g，续断6g，巴戟天6g，熟地黄9g，当归6g，白芍9g，川芎4.5g，黄芩3g，香附3g，砂仁3g，甘草3g，大枣3枚。

【用法】每日1剂，水煎，早中晚3次分服。

【主治】脾肾亏虚，气血欠充引起的胎元失固，屡孕屡堕，面少华色，眩晕心悸，口干而黏，腰膝酸软，神疲乏力，形体瘦弱，舌淡红苔薄白或薄黄，脉象细弱等。

【加减】烦渴焦虑者加麦冬6g、知母6g；腰腹坠痛者加山药9g、桑寄生9g；下血鲜红者加生地黄9g、苎麻根9g。

种玉助孕汤

【组成】柴胡6g，香附6g，枳壳6g，熟地黄6g，当归6g，白芍6g，川芎6g，丹参6g，山茱萸6g，菟丝子6g，巴戟天6g，枸杞子6g，何首乌6g，仙茅6g，仙灵脾6g，甘草4.5g。

【用法】每日 1 剂，水煎，早中晚 3 次分服。

【主治】肝郁于内，肾元不足引起的婚久不孕，月事紊乱，抑或经闭不潮，血量偏少，经色黯淡，面色晦黯，情怀不悦，悒郁寡欢，胸胁满闷，腰酸膝软，性欲淡漠，疲惫乏力，舌淡苔薄腻，脉弦细或沉细等。

外科、皮肤科病证效验外治方

痈　肿

大黄45g，天花粉45g，黄柏30g，牛蒡子30g，姜黄30g，白芷30g，天南星30g，甘草30g，冰片7.5g。共研细末，用时取药末适量，以鲜蒲公英、芙蓉叶各半捣汁或桐油调拌外敷患处。每日换药3次。

疔　疮

蓖麻肉90g，松香60g，乳香12g，没药12g，银珠12g，轻粉12g，冰片6g，蟾酥4.5g，麝香0.5g。反复共捣如膏状，用时取药膏适量，外敷患处。每日换药3次。

热　疮

石膏15g，寒水石15g，大黄15g，青黛15g，黄连15g，黄柏15g，蛤粉15g，白芷6g，枯矾6g，轻粉4.5g，雄黄4.5g。共研细末，用时取药末适量，以麻油调拌外敷患处。每日换药2次。

脓疱疮

石膏 90g，黄柏 60g，青黛 60g，滑石 60g，苦参 60g，土贝母 15g，枯矾 15g，冰片 15g。共研细末，用时取药末适量，外搽或以麻油调拌外敷患处。每日掺药或换药 3 次。

湿　疮

黄柏 30g，黄连 30g，石膏 30g，青黛 30g，滑石 30g，赤石脂 15g，枯矾 15g，轻粉 6g。共研细末，用时取药末适量，外搽或以麻油调拌外敷患处。每日搽药或换药 3 次。

癣　疮

土荆皮 12g，芜荑 12g，蛇床子 12g，大风子 12g，白芷 12g，大黄 6g，川乌 6g，红花 6g，雄黄 4.5g，枯矾 4.5g。共研细末，用时取药末适量，以食醋或黄酒调拌外搽患处。每日搽药 3 次。

白秃疮

蜂房 15g，大风子 1.5g，枯矾 1.5g，白矾 1.5g，花椒 3g，轻粉 0.7g，樟脑 0.7g，雄黄 0.3g，铜绿 0.3g，斑蝥 0.3g，冰片 0.3g。共研细末，用时取药末适量，以桐油调拌成糊状外搽患处。每日搽药 1 次。

疥　疮

硫黄30g，花椒30g，蛇床子30g，大风子15g，白芷15g，黄柏7.5g，苦参7.5g，吴茱萸6g，枯矾3g，冰片3g。共研细末，用时取药末适量，外搽患处。每日搽药2次。

臁　疮

石膏45g，黄柏30g，当归30g，乳香30g，甘草30g，青黛15g，白芷7.5g，白及7.5g，血竭6g，紫草7.5g，轻粉4.5g，升丹4.g。先用麻油450g，将石膏、黄柏、当归、甘草、白芷、白及、紫草熬枯去渣，与余药合研，再取白蜡90g微火化开，共搅均匀成膏，用时取药膏适量，外敷患处。每日换药2次。

效验单偏方

感　冒

葱白15g，生姜15g，赤砂糖15g。取前二味水煎滤液，兑入赤砂糖即成。日服3次。

咳　嗽

生姜（切碎）500g，良梨（捣碎）500g，杏仁500g，蜂蜜500g。浓煎收膏，每服30g，沸水冲服。日服3次。

哮　吼

蟾蜍（去内脏，洗净）1只，蚯蚓适量。将刚挖出泥土的蚯蚓（洗净）填满蟾蜍腹内，然后用草纸裹好蟾蜍，外用黄泥封固，取两块瓦片上下盖严，炭火烤至二味干焦。共研细末，每服2g，用芥菜根30g煎汤送服。日服3次。

喘　促

棉花根 30g，向日葵花盘 30g。水煎滤液。日服 3 次。

肺　痈

鲜薏苡根 120g，陈腌菜水 30ml。水煎滤液。日服 3 次。

肺　积

白毛鸭 1 只，蟾蜍适量。将蟾蜍洗净切碎，拌入鸭饲料中，如白鸭拒食，即将蟾蜍灌入，2 周后宰杀白鸭，去毛及内脏，加水炖熟，食肉饮汤。日服 1～2 次。

胃脘痛

田螺壳 150g，鸡蛋壳 75g，甘草 75g。共研细末，每服 9g，温开水送服。日服 3 次。

胃　痞

鸡内金（焙）90g，干姜（炒至外表色黑，内呈棕褐色）30g，龙胆草 15g。共研细末，每服 9g，米汤送服。日服 3 次。

胃　积

守宫9g，喜树叶30g。将守宫置瓦上用炭火烤焦研末，用喜树叶煎汤送服。日服2～3次。

呃　逆

柿蒂90g，竹茹60g，木香60g，代赭石60g。共研细末，每服9g，用蜂蜜15g、生姜汁15g，加沸水适量冲服。日服3次。

噎　膈

鸡嗉囊（不去内容物）2只，外用湿纸包裹，黄泥封固，炭火煅约1时许，取出鸡嗉囊，去净外面纸、泥，加入木香3g、丁香3g、沉香3g。共研细末，枣肉为丸，如梧桐子大，每服7丸，用蒲公英汁、蜂蜜各15g送服。日服3次。

泄　泻

肉桂3g，炮姜3g，吴茱萸3g，龙骨1.5g，枯矾1g，冰片1g。共研细末，敷于脐部，外用塑料纸覆盖，胶布固定。每日换药1次。

痢　疾

马齿苋 60g，石榴皮 18g，红茶 18g。水煎滤液。日服 3 次。

噤口痢

蟾蜍（保留内脏）1 只，麝香 1g。将蟾蜍在瓦上焙干，研末，加入麝香共研，拌匀后敷于脐部，外用塑料纸覆盖，胶布固定。每日换药 1 次。

便　秘

芒硝 90g，蜂蜜适量，食醋适量。取蜂蜜、食醋各半煮沸纳入芒硝，调拌如膏状敷于脐腹处，外用塑料纸覆盖，胶布固定。每日换药 1 次。

水　肿

益母草 30g，玉米须 30g，冬瓜皮 30g。水煎滤液。日服 3 次。

鼓　胀

土狗（焙）30g，牵牛子 30g，甘遂 6g，针砂 6g，大戟 6g，砂仁 3g。共研细末，用赤砂糖 250g 拌匀，每早空腹服

3g，米汤送服。日服 1 次。

头昏脑胀

鲜芹菜、鲜茼蒿各半适量。共捣绞汁，每服 30～60g，温开水冲服。日服 3 次。

虚　晕

手掌参 60g，猪蹄 1 只。加水炖烂，食肉饮汤。日服 1～2 次。

不　寐

花生叶 60g，蝉蜕 15g。水煎滤液。日服 3 次。

心　悸

老茶树根 30g。水煎滤液。日服 3 次。

自　汗

浮小麦 30g，糯稻根 30g。水煎滤液。日服 3 次。

盗　汗

桑叶 90g，乌梅肉 45g。共研细末，每服 9g，用大枣 6 枚煎汤送服。日服 3 次。

消　渴

桑根白皮 30g，蚕茧 15g。水煎滤液。日服 3 次。

痹　病

垂柳芽 30g。水煎滤液。日服 3 次。

衄　血

藕节 30g。水煎滤液。日服 3 次。

咳　血

侧柏叶 30g，石榴花 30g。水煎滤液。日服 3 次。

吐　血

韭菜根适量。研碎捣汁，每次 30 ~ 60g，兑入童便 15 ~ 30g 冲服。日服 3 次。

便　血

柿饼（焙成焦黄色）180g。研末，每服 9g，米汤送服。日服 3 次。

尿　血

白茅穗30g，荠菜花30g。水煎滤液。日服3次。

紫　斑

水牛角（研末）30g，大枣9枚。水煎滤液。日服3次。

蛔虫病腹痛

苦楝根皮（刮去表面粗皮）12～15g。水煎滤液，早晨空腹服之。日服1次。

钩虫病黄肿

皂矾30g，针砂30g，坩锅30g，荞麦面30g，枣肉（焙干）30g。共研细末，和米饭为丸如梧桐子大小，每服6～9g，米汤送服。日服2次。

痈　疽

鲜桑根白皮（切碎）300g，鸡蛋清150g。拌匀，槌碎如泥，用时取药适量，外敷患处。每日换药1次。

疖　肿

鲜芙蓉叶 300g，鲜丝瓜叶 150g。共捣如泥，用时取药适量，外敷患处。每日换药 1 次。

发　颐

井底泥 300g，食盐 30g。拌匀，用时取药适量，外敷患处。每日换药 1 次。

湿　疮

蜂蜡 120g，白矾 60g，菜油 180g。先将菜油煮沸，放入蜂蜡、白矾，溶化后即可，用时取药适量，外搽患处。日搽 3 次。

蛇串疮

仙人掌（刮去刺皮）240g，柿汁 120g。共捣如泥，每次取药适量，外敷患处。每日换药 2 次。

顽　癣

独头蒜 90g，面碱 30g。拌和捣碎，用时取药适量，外擦患处。日搽 3 次。

烫、烧伤

麻油半瓶，鲜秋葵花适量。将秋葵花塞满油瓶内，密封，每日摇晃2次。1周后取药油外搽或药花捣烂敷于患处。日搽3～5次；外敷每日换药2次。

冻　伤

辣椒秧60g，茄子秧60g。水煎滤液，熏洗患处。每日1次。

虫咬螫伤

凤仙花（根、茎、叶全株）适量。捣烂绞汁30～60g饮服，渣滓外敷患处。口服每日3次；外敷每日换药1次。

毒蛇咬伤

鲜白蚤休、鲜半枝莲各半适量。捣烂绞汁30～60g饮服，渣滓外敷患处。口服每日3次；外敷每日换药1次。

狂犬咬伤

斑蝥（去头、足、翅）1只，糯米适量。共炒成淡黄色，拣出斑蝥研末；再取鸡蛋1只，将一头戳小孔后把斑蝥末放入鸡蛋内，用草纸糊密，隔水蒸熟后早起空腹服下。每日1次。

鼻　渊

丝瓜藤（近根处1米）180g，鹅不食草90g。共研细末，每服9g，米汤送服。日服3次。

耳　疖

黄柏15g，青黛15g，冰片6g。共研细末，用时取药末适量，吹入耳内。每日2次。

喉　蛾

巴豆1枚，冰片1.5g，蚕茧（已出过蚕蛾者）1只。将巴豆、冰片共研细末，然后把药末纳入蚕茧内，用棉线扎紧，再把蚕茧用银针刺破数个针孔后塞入鼻腔，左侧喉蛾塞左鼻，反之塞入右鼻。每日1次。

口　疮

石榴皮90g。研末，用时取药末适量，以麻油调拌外搽患处。每日2次。

牙　疳

雄黄4g，红枣（去核）2枚，冰片1.5g。将雄黄置入红枣内，火煅以烟净为度，冷却后加冰片研末。用时取药末适量，外搽患处。每日1次。

诸药主治效应及常见病证用药举隅

一、药治效用举要

1. 疏理类

疏理表寒紫苏叶、麻黄之属；疏理表热薄荷、淡豆豉之属；疏理气郁香附、木香之属；疏理血郁川芎、姜黄之属；疏理湿郁苍术、厚朴之属；疏理痰郁半夏、白芥子之属；疏理食郁神曲、隔山消之属。

2. 清热类

清上热黄芩、芦根之属；清中热黄连、天花粉之属；清下热黄柏、淡竹叶之属；清心热黄连、牛黄之属；清肺热黄芩、鱼腥草之属；清肝热龙胆草、青黛之属；清脾热天花粉、胡黄连之属；清肾热黄柏、知母之属；清胃热石膏、寒水石之属；清胆热栀子、青蒿之属；清小肠热木通、竹叶之属；清大肠热苦参、白头翁之属；清膀胱热泽泻、滑石之属；清屈曲之火栀子、夏枯草之属；清阴损之火生地黄、玄参之属。

3. 温里类

温胸阳蜀椒、干姜之属；温中阳胡椒、荜澄茄之属；温命阳硫黄、胡芦巴之属；温心阳附子、桂枝之属；温肺阳干姜、细辛之属；温脾阳砂仁、肉豆蔻之属；温肝阳吴茱萸、九香虫之属；温肾阳肉桂、附子之属；温胃阳高良姜、白豆蔻之属；温胆阳小茴香、荔枝核之属；温脬缩尿补骨脂、益智仁之属；温肠止泄肉豆蔻、伏龙肝之属；温宫促孕阳起石、紫石英之属。

4. 补益类

补阴生地黄、石斛之属；补阳鹿茸、海狗肾之属；补气黄芪、党参之属；补血当归、阿胶之属；填精熟地黄、龟版之属；壮神西洋参、五味子之属；充津液麦冬、玉竹之属；建中州党参、白术之属；培真元紫河车、人参之属。

二、常见病证用药选介

1. 伤风、伤湿、伤燥、冒暑

伤风紫苏叶、葱白之属。伤湿防风、羌活之属。伤燥桑叶、梨皮之属。冒暑香薷、扁豆花之属。

2. 伤寒

恶寒发热无汗麻黄、桂枝之属；恶风发热自汗桂枝、白芍之属；往来寒热柴胡、黄芩之属；但热不寒石膏、知母之属；腹痛便秘大黄、芒硝之属；腹满吐利干姜、党参之属；厥利脉微附子、干姜之属。

3. 温病

发热微恶风寒薄荷、桑叶之属；寒热往来青蒿、黄芩之属；壮热不解石膏、芦根之属；灼热如焚黄芩、黄连之属；日晡潮热大黄、玄明粉之属；身热不扬藿香、佩兰之属；发热夜甚生地黄、玄参之属；夜热早凉青蒿、鳖甲之属；低热羁留沙参、麦冬之属；烦渴石膏、天花粉之属；呕恶藿香、竹茹之属；出疹牛蒡子、连翘之属；发斑玄参、板蓝根之属；白㾦竹叶、薏苡仁之属；谵妄犀角、黄连之属；迷蒙石菖蒲、郁金之属；昏愦牛黄、麝香之属；痉厥羚羊角、钩藤之属；厥脱人参、五味子之属。

4. 疟疾、霍乱

疟疾初起宜截宜清常山、青蒿之属；久者宜敛宜温乌梅、草果之属。霍乱因于里寒干姜、附子之属；里热黄连、省头草之属；寒热错杂干姜、黄连之属；危证趋缓藿香、半夏之属；小腿转筋蚕沙、木瓜之属。

5. 中风

风阳动扰天麻、钩藤之属；痰热腑实瓜蒌、大黄之属；下元虚衰熟地黄、制附子之属；气虚络瘀黄芪、红花之属；正阳暴脱人参、制附子之属；语言謇塞石菖蒲、竹沥之属；口眼㖞斜白附子、全蝎之属；偏体不遂人参、当归之属。

6. 痰证

风痰天南星、白附子之属；湿痰半夏、茯苓之属；热痰知母、天竺黄之属；寒痰干姜、细辛之属；结痰瓜蒌、贝母之属；流痰皂荚、僵蚕之属；老痰青礞石、瓦楞子之属；痰结颈项耳侧猫爪草、海蛤壳之属；痰郁喉结两旁海藻、黄药子之属；痰阻经络四肢竹沥、姜汁之属；痰留胸腔胁肋葶苈子、白芥子之属。

7. 积证

食积莱菔子、阿魏之属；酒积葛花、枳椇子之属；瘀积三棱、莪术之属；热积大黄、泽漆之属；冷积巴豆、槟榔之属。

8. 痛证

诸疼痛延胡索、没药之属。满头痛藁本、蔓荆子之属；偏头痛柴胡、川芎之属；头项痛防风、葛根之属；头额痛白芷、羌活之属；巅顶痛吴茱萸、细辛之属。胸膈痛桔梗、枳实之属。腹胀痛木香、枳壳之属；腹挛痛白芍、甘草之属；腹热痛黄连、栀子之属；腹冷痛高良姜、小茴香之属。胁肋痛青皮、郁金之属。睾丸、阴囊痛荔枝核、橘核之属。腰骶痛杜仲、续断之属。上肢痛羌活、桑枝之属；下肢痛独活、五加皮之属。肩颈痛姜黄、白芷之属。背脊痛石楠藤、千年健之属。肘腕痛寻骨风、海风藤之属。膝踝痛川牛膝、防己之属。足底痛老鹳草、萆薢之属。指、趾痛松节、路路通之属。

9. 血证

鼻衄黄芩、白茅根之属。齿衄石膏、大蓟之属。肌衄水牛角、紫草之属。咳血百合、川贝母之属。吐血三七、白及之属。尿血栀子、蒲黄之属。便血槐花、地榆之属。

10. 咳嗽、哮吼、喘促

暴咳杏仁、桔梗之属；久咳五味子、白果之属；热咳马兜铃、枇杷叶之属；寒咳细辛、生姜之属。哮吼麻黄、桑白皮之属。喘促紫苏子、款冬花之属。

11. 肺痈、肺痿

肺痈因蕴热酿脓鱼腥草、金荞麦之属；脓毒壅盛桔梗、巴豆之属。肺痿因肺燥津伤麦冬、五味子之属；肺气虚寒甘草、干姜之属。

12. 呕吐、呃逆、嘈杂、吞酸、痞满、旗胀

呕吐半夏、姜汁之属。呃逆丁香、柿蒂之属。嘈杂苍术、神曲之属。吞酸黄连、吴茱萸之属。痞满枳实、木香之属。旗胀厚朴、大腹皮之属。

13. 泄泻、痢疾

热泻黄芩、滑石之属；冷泻砂仁、藿香之属；久泻补骨脂、肉豆蔻之属。痢下初起大黄、山楂之属；久痢反复石榴皮、赤石脂之属；痢因积热黄连、苦参之属；痢由寒湿炮姜、苍术之属；痢下赤多白少当归、川芎之属；白多赤少白术、茯

苓之属；里急后重木香、槟榔之属。

14. 便秘、便燥

大便秘结大黄、玄明粉之属。大便干燥火麻仁、桑椹子之属。

15. 痔疮、脱肛

痔疮黄连、槐花之属。脱肛黄芪、升麻之属。

16. 水肿、肿胀

水肿猪苓、泽泻之属。肿胀大腹皮、商陆之属。

17. 汗证

自汗黄芪、五味子之属；盗汗生地黄、山茱萸之属。

18. 消渴

消渴多饮口渴天花粉、知母之属；多食善饥生石膏、黄连之属；多尿溲数山药、五味子之属；形体消瘦人参、女贞子之属。

19. 眩晕

眩晕因阳亢于上天麻、钩藤之属；阴亏于下生地黄、女贞子之属；痰浊中阻半夏、白术之属。

20. 心悸、心烦、懊侬、不寐、健忘

心悸五味子、远志之属。心烦麦冬、柏子仁之属。懊侬栀子、淡豆豉之属。不寐酸枣仁、夜交藤之属。健忘石菖蒲、远志之属。

21. 癫证、狂证、痫证

癫证因瘀阻清窍丹参、桃仁之属。狂证因火扰清窍黄连、大黄之属。痫证因痰迷清窍半夏、胆南星之属。

22. 癃闭、遗尿、尿浊

癃闭小便闭塞不通木通、车前子之属。遗尿不禁益智仁、桑螵蛸之属。小溲混浊茯苓、石莲子之属。

23. 遗精、早泄、阳痿

遗精覆盆子、金樱子之属。早泄五味子、牡蛎之属。阳痿淫羊藿、仙茅之属。

24. 痹病、痿证

痹因风湿寒凝乌头、细辛之属；风湿热壅石膏、豨莶草之属；痰瘀阻络白芷、川芎之属；正虚邪恋黄芪、桑寄生之属。痿因湿热浸淫黄柏、川牛膝之属；虚损不足黄芪、龟版之属。

25. 脚气

脚气因湿热下注苍术、黄柏之属；寒湿内侵紫苏叶、吴茱萸之属。

26. 月经不调

月经不调因阴虚内热生地黄、玄参、女贞子之属；阳虚里寒肉桂、小茴香、吴茱萸之属；气郁于内柴胡、香附、薄荷之属；瘀阻血脉当归、川芎、丹参之属。

27. 崩漏

崩漏因血热妄行生地黄、黄柏、地榆之属；瘀阻冲任当归、生蒲黄、益母草之属；气不摄血黄芪、党参、甘草之属；肾元虚损鹿角霜、补骨脂、紫河车之属。

28. 闭经

闭经因瘀血内结桃仁、红花、川牛膝之属；真元虚亏巴戟天、菟丝子、仙茅之属；气血不足黄芪、当归、熟地黄之属；痰湿阻滞苍术、半夏、茯苓之属。

29. 痛经

痛经因寒凝胞宫肉桂、吴茱萸、香附之属；湿热壅胞牡丹皮、红藤、凌霄花之属；蓄瘀凝结桃仁、红花、延胡索之属；气血不充党参、当归、甘草之属。

30. 带下

带下因湿热下注苍术、黄柏、薏苡仁之属；脾肾虚亏党参、白术、菟丝子之属。

31. 胎动不安

胎动不安因脾气虚衰党参、白术、甘草之属；肾元不固杜仲、菟丝子、续断之属；阴虚血热生地黄、麦冬、黄芩之属；宿有癥疾桂枝、牡丹皮、桃仁之属。

32. 难产

难产因气血衰亏人参、黄芪、当归之属；血郁气滞当归、川芎、枳壳之属。

33. 产后恶露不行、恶露不绝

产后恶露不行当归、桃仁、川牛膝之属；恶露不绝黄芪、益母草、艾叶之属。

34. 产后缺乳

产后缺乳因气血不足黄芪、当归、猪蹄之属；气滞血郁柴胡、穿山甲、通草之属。

35. 麻疹、水痘

麻疹金银花、牛蒡子、贯众之属。水痘紫草、金银花、淡竹叶之属。

36. 惊风

急惊风因风阳内动羚羊角、蝉蜕、钩藤之属；痰热食滞黄连、瓜蒌、山楂之属；慢惊风因脾肾阳虚人参、制附子、白僵蚕之属；肝肾阴亏生地黄、龟版、天麻之属。

37. 疳积

疳积因积滞化热银柴胡、胡黄连、使君子之属；中虚夹滞党参、白术、山楂之属。

38. 痈肿疮疡、阴疽流注

痈肿疮疡金银花、紫花地丁、紫背天葵之属；败脓不溃白芷、皂角刺、穿山甲之属；疮口不敛黄芪、甘草、白蔹之属。阴疽流注白芥子、鹿角霜、肉桂之属。

39. 跌打创伤、破伤风

跌打创伤骨碎补、童便、白酒之属。破伤风天南星、防风、蝉蜕之属。

40. 麻风、梅毒

麻风大风子、苦参、苍耳子之属。梅毒土茯苓、金银花、大风子之属。

41. 耳、鼻、目、口舌、牙龈、咽喉病证

耳鸣耳聋因肝热上攻龙胆草、栀子、芦荟之属；肾元不足山茱萸、枸杞子、沙苑子之属；耳内流脓龙胆草、紫草、青黛之属。鼻塞声重辛荑、荆芥、葱白之属；鼻流浊涕桑白皮、苍耳子、鹅不食草之属；鼻中生疮黄芩、金银花、鱼腥草之属。目赤肿痛大黄、黄连、菊花之属；眼中云翳密蒙花、木贼、谷精草之属。口舌溃疡黄连、玄参、连翘之属。齿龈疼痛石膏、生地黄、升麻之属；牙槽脓肿山豆根、板蓝根、紫花地丁之属。咽喉红肿疼痛马勃、射干、桔梗之属。